NOTIONS

D'HYGIÈNE

2788-77 — CORBEIL. Typ. de CRÉTÉ.

NOTIONS
D'HYGIÈNE

A L'USAGE DES INSTITUTEURS

ET DES ÉLÈVES DES ÉCOLES NORMALES PRIMAIRES

PAR

LE Dr A. BENOIST DE LA GRANDIÈRE

Officier de la Légion d'honneur,
Officier d'Académie, chevalier de l'Ordre des saints Maurice et Lazare,
Membre de la Société de médecine pratique,
Délégué cantonal et secrétaire de la Caisse des écoles
du xve arrondissement.

OUVRAGE COURONNÉ PAR LA SOCIÉTÉ DES ANCIENS ÉLÈVES
DE L'ÉCOLE NORMALE DE VERSAILLES
ET DE LA SOCIÉTÉ POUR L'INSTRUCTION ÉLÉMENTAIRE

Deuxième édition

PARIS
V. ADRIEN DELAHAYE ET Cie, LIBRAIRES-ÉDITEURS
PLACE DU L'ÉCOLE-DE-MÉDECINE

1877

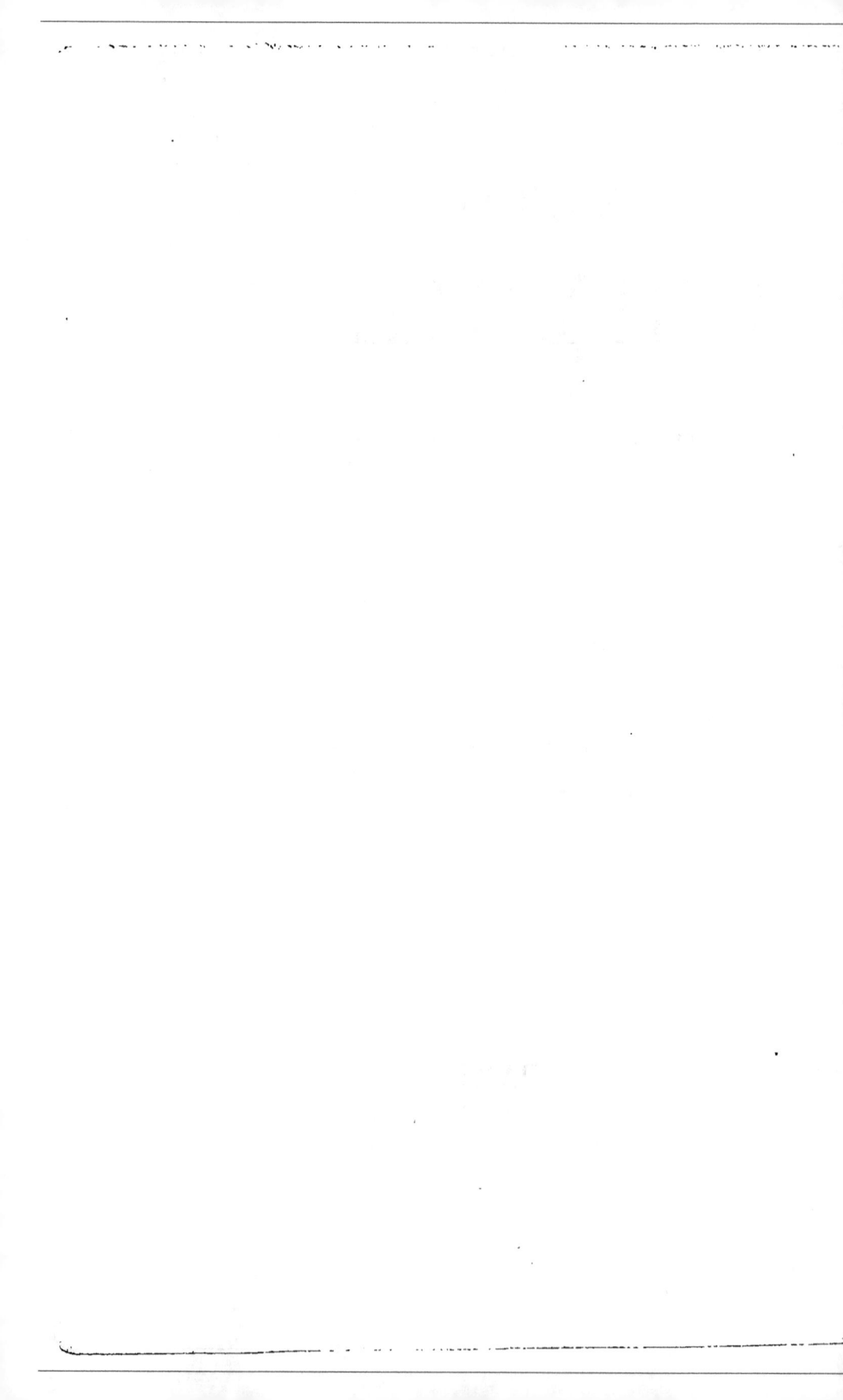

PRÉFACE

Le développement de l'instruction primaire a reçu une impulsion si féconde, qu'il est permis d'espérer que, dans un avenir peu éloigné, la France n'aura rien à envier aux nations les plus favorisées sous ce rapport. Les enfants qui fréquentent les écoles primaires en emportent en général un fonds solide de connaissances pratiques et des habitudes d'application et de travail qui font le plus grand honneur aux maîtres dévoués qui les dirigent. Mais le cadre de cet enseignement pourrait être élargi, et l'étude élémentaire de l'hygiène y trouverait alors une place utile. En attendant que ce vœu se réalise et que cette étude fasse partie de l'enseignement primaire, nous pensons que des ouvrages élémentaires sur ce sujet seraient d'une utilité incontestable dans les bibliothèques communales et scolaires : les instituteurs y puiseraient des sujets de conférence et de lecture pour les cours d'adultes, et deviendraient les agents les plus utiles de la vulgarisation d'une science si nécessaire, et en répandraient les principes aussi bien dans les

campagnes que parmi les classes laborieuses des
villes. Nous n'ignorons pas que, depuis quelque
temps, les traités d'hygiène se sont multipliés et
qu'un grand nombre sont faits avec le plus grand
soin ; mais les uns, purement techniques, sont exclusivement destinés aux médecins ; les autres, plus
élémentaires, contiennent des indications qui ne
sauraient être présentées sans danger à de jeunes
élèves. Nous avons la confiance d'avoir évité cet
écueil, et le petit livre que nous offrons au public
peut être mis dans les mains de tout le monde.

Il va sans dire que nous avons largement puisé
dans les ouvrages classiques. Nous indiquons particulièrement le beau livre de Michel Lévy, les pu-
blications de notre maître, M. le professeur Fonssa-
grives, et les traités des docteurs Cornil, Riant, etc.
Les personnes qui s'occupent de l'enseignement et
les élèves qui auraient le goût de consulter ces
ouvrages y trouveront les développements que ce
traité élémentaire d'hygiène ne peut contenir, et
que nous publions dans le but de vulgariser des
notions qui nous paraissent le complément indispensable de toute éducation.

NOTIONS D'HYGIÈNE

INTRODUCTION

Définition de l'hygiène. — L'hygiène est la science qui nous fait connaître les conditions de la santé et les moyens de la conserver. C'est en suivant les règles qu'elle prescrit que l'homme apprend à user et à jouir de tout ce qui l'entoure, et à se placer dans les conditions les plus favorables au développement régulier de son organisation physique, intellectuelle et morale.

Origine et antiquité de l'hygiène. — Dès son origine, et en quelque point du globe qu'il se soit établi, l'homme s'est trouvé en lutte contre les forces de la nature, et pour se soustraire à ce danger s'est soumis instinctivement à certaines pratiques qui sont l'origine de l'hygiène. Elle a donc existé comme fait dans les temps les plus reculés, et dans les civilisations anciennes nous la voyons placée successivement sous le patronage de la religion et des lois. Ce n'est que plus tard que les savants l'ont enseignée, et il lui a fallu des siècles pour devenir une science qui s'adresse aussi bien à la raison qu'à cet instinct de la conservation qui est le mobile de toutes les sociétés et de tous les individus.

La civilisation ancienne n'avait pour objet que le perfectionnement des facultés physiques, mais aujourd'hui le but de l'hygiène s'est étendu, et ne saurait être limité à la culture du corps ; et elle ne doit pas plus négliger les soins à apporter à l'intelligence et au moral de l'homme que les soins corporels. L'homme, en effet, est à la fois un corps et une âme si intimement unis qu'ils réagissent à chaque instant l'un sur l'autre, et il est hors de doute que toute dégradation physique s'accompagne d'une déchéance intellectuelle et morale.

Division. — L'hygiène se divise en deux parties : lorsqu'elle considère un individu pris isolément, elle est dite hygiène privée ; lorsqu'elle s'applique à un grand nombre d'hommes réunis en société, elle constitue l'hygiène publique.

Quelques mots sur l'hygiène publique. — Nous nous proposons de traiter dans cet ouvrage de l'hygiène privée ou individuelle, et nous devons nous borner à indiquer sommairement les attributs et le fonctionnement de l'hygiène publique en France.

A mesure que les populations s'agglomèrent et que les industries se multiplient, il surgit une foule de causes de maladies qui nécessitent l'intervention de l'hygiène, et toutes les questions qui ont pour objet la santé publique on à juste titre pré-

occupé tous les gouvernements. L'hygiène publique étudie les influences matérielles, intellectuelles et morales qui travaillent la société dans le
but de les diriger non-seulement dans l'intérêt de
la conservation commune, mais encore dans celui
d'améliorer toutes nos conditions d'existence. Elle
embrasse donc la climatologie, les subsistances, les
établissements insalubres, incommodes ou dangereux. Les professions, les épidémies, les épizooties,
les maladies contagieuses sont aussi de son ressort.
Elle dépend des magistrats qui en ont la pleine responsabilité, et c'est un devoir pour tous les citoyens
de se soumettre à ses prescriptions. Diverses institutions ont été créées en France pour veiller à des intérêts à la fois si multiples et si considérables. Le
Comité consultatif d'hygiène publique qui siége à
Paris au ministère de l'agriculture et du commerce
est la plus importante. Il a dans ses attributions les
quarantaines, les moyens de combattre les épidémies et d'améliorer les conditions des ouvriers des
manufactures et des professions agricoles, la propagation de la vaccine, la police médicale, et enfin
l'organisation des conseils et des commissaires de
salubrité. Chaque département est pourvu d'un
conseil d'hygiène publique et de salubrité, chaque
arrondissement possède une commission d'hygiène
publique, et, dans toutes les communes, le conseil
municipal peut instituer une commission des logements insalubres.

Rapports de l'hygiène avec les sciences. — L'hygiène est tributaire de toutes les sciences physiques et naturelles : elle a grandi par leurs progrès et profite tous les jours de leurs résultats, mais elle leur fournit aussi des données importantes. En étudiant les causes des maladies et les moyens de les prévenir, elle procure pour leur traitement au moins autant de ressources que la pharmacie. Son rôle est de rechercher tout ce qui peut nuire à l'homme et de l'en écarter, et forte des bienfaits qu'elle apporte, elle nous montre que les chances les plus favorables sont réservées à ceux dont la santé et l'intelligence sont prédominantes, et nous donne la preuve que l'éducation physique et morale de nos enfants est le plus impérieux de nos devoirs.

Utilité de l'hygiène. — Si l'on mesurait son importance à l'étendue de ses services, l'hygiène serait la première des sciences, puisqu'elle embrasse l'étude de tout ce qui peut contribuer au perfectionnement moral et physique de l'homme. Non pas qu'elle tende à reculer pour lui les limites normales de l'existence, elle se propose seulement de le faire vivre avec la plénitude de ses facultés, et de l'exempter pendant sa vieillesse des infirmités qui le rendent à charge aux autres aussi bien qu'à lui-même, et nous ne devons pas oublier que l'avenir des individus et des nations dépend du soin avec lequel on recherche le perfectionnement individuel par une juste application des lois de l'hygiène physique et de l'hygiène morale.

L'hygiène est le complément indispensable de toute éducation : tout homme est responsable à certains égards de sa vie et de sa santé, vis-à-vis de lui-même et de la société dont il est membre ; il répond aussi de la vie et de la santé des êtres dont il est le protecteur naturel, et ce n'est pas assez de donner la vie à ses descendants, il faut aussi leur transmettre des qualités de force et d'intelligence supérieures. Celui donc qui par sa propre faute détruit sa santé et se rend incapable de remplir ses devoirs, est coupable.

Si l'hygiène est utile à tout le monde, elle est indispensable pour les classes laborieuses qui ont surtout besoin de conserver la santé, et c'est dans l'application bien comprise des règles qu'elle prescrit, que les ouvriers trouveront à la fois la santé du corps et l'activité de l'intelligence. Elle est enfin de la plus haute importance pour les instituteurs, car l'avenir de l'homme est subordonné à l'éducation qu'il a reçue, et ils doivent toujours avoir présent à l'esprit que le devoir qui leur incombe de s'occuper de la santé des enfants, est la condition essentielle du développement de leurs facultés. Ils devraient aussi leur indiquer les règles à suivre pour le maintien de la santé en se conformant aux exigences de chaque position sociale, enfin il serait bien désirable de leur voir répandre parmi les populations au milieu desquelles ils vivent, les notions que l'hygiène a pour but de propager aussi bien dans l'intérêt des individus que dans celui de la patrie.

Méthode à suivre pour étudier l'hygiène. — L'hygiène est en un mot l'étude des rapports qui existent entre l'homme et le monde extérieur : il est donc naturel, avant d'aborder l'étude de ses agents, d'acquérir quelques notions sur l'homme lui-même qui est le sujet de l'hygiène : il faut déterminer la place qu'il occupe dans la création, passer en revue les principales de ses fonctions, et examiner enfin les conditions individuelles sur lesquelles viendront agir les influences extérieures. Nous pourrons alors entreprendre l'étude des principaux modificateurs qui constituent la matière de l'hygiène, et nous examinerons successivement les influences qui se rapportent à la nécessité pour l'homme d'exister quelque part et d'avoir des habitations, celles qui tiennent à la nécessité de s'alimenter, de s'occuper de soins corporels, et enfin, de travailler.

CHAPITRE PREMIER

DE L'HOMME OU SUJET DE L'HYGIÈNE.

CARACTÈRES GÉNÉRAUX.

L'homme est un animal. Il naît et meurt comme les autres animaux, se nourrit comme eux, et reproduit dans son organisme toutes les conditions fondamentales réalisées chez les vertébrés ; mais la distance qui le sépare des autres animaux de cette classe est incommensurable ; l'intelligence dont il est doué, le langage articulé qu'il est seul à posséder, le mettent absolument à part du reste de la création. Ses forces, ses ressources, loin d'être fatalement limitées comme celles des autres animaux, sont susceptibles de s'accroître et de se perfectionner. Il lutte souvent avec avantage contre la nature, se fait des auxiliaires de ses éléments et les utilise à son profit. Enfin il est cosmopolite, et son industrie supplée partout à ce qui lui manque. L'homme est libre et n'obéit qu'à sa raison ; n'a de maître que ses passions ou ses semblables. Ses sentiments sont solidaires de son intelligence, il les connaît, les analyse, et sa volonté le dirige. Non-seulement il se connaît lui-même, mais il a l'idée de Dieu, l'idée absolue du bien et du mal, et, seul entre tous les êtres, il se préoccupe du passé et de l'avenir.

L'espèce humaine est unique, et les différences que l'on remarque entre les peuples répandus sur le globe résident dans des caractères purement extérieurs qui se perpétuent dans chaque race par l'hérédité, mais qui ne sauraient constituer de différences spécifiques.

La vie se compose d'un certain nombre de phénomènes généraux ou de fonctions, qui s'accomplissent au moyen d'autant de systèmes d'organes qu'il y a de fonctions. Les unes consistent dans la formation et la transformation incessante des parties du corps de l'homme ; les autres sont relatives aux rapports qu'il entretient avec le monde extérieur. Leur exercice est permanent et continu depuis le moment de sa naissance jusqu'au moment où il cesse de vivre. La physiologie constitue l'étude de ces fonctions qui se divisent, comme nous venons de le dire, en fonctions de nutrition comprenant la digestion, la circulation, la respiration et l'absorption, et en fonctions de relation qui s'exercent au moyen des sens. Nous allons rapidement les passer en revue.

Digestion. — La digestion est la fonction par laquelle l'homme prépare au moyen des aliments les matériaux propres à son développement et répare ses pertes incessantes. Elle a pour objet la série des transformations successives que les aliments subissent depuis leur entrée dans l'organisme jusqu'à leur sortie par la voie des sécrétions et des exhalations. Les phénomènes de la digestion sont de deux ordres : les uns font circuler les aliments dans toute l'étendue du tube digestif et expulsent le résidu non digéré; ce sont les phénomènes mécaniques de la digestion. Sous leur influence, les aliments parcourent successivement la bouche, le pharynx, l'œsophage;

arrivés dans l'estomac, ils sont mis en contact avec la surface de cet organe par des mouvements qui lui sont propres, et après un séjour d'une heure et demie environ, pénètrent dans l'intestin grêle et enfin dans le gros intestin. Dans cette dernière partie de leur trajet, ils sont toujours poussés de haut en bas par des mouvements qu'on appelle péristaltiques, et les parties inutiles sont alors rejetées au dehors.

Les autres phénomènes de la digestion ont pour but de métamorphoser l'aliment afin de le rendre absorbable, ils constituent les phénomènes chimiques de la digestion : ils s'accomplissent dans toute l'étendue du tube digestif : les aliments sont soumis dans les différents organes qui le constituent à l'action successive de différents liquides qui, après les avoir dissous, les transforment en produits absorbables. Ces différents liquides sont fournis par les glandes salivaires, par l'estomac, par le foie et par le pancréas. C'est ainsi que la salive transforme les aliments féculents en glycose, et que le suc gastrique dissout les matières albuminoïdes ou azotées.

Au sortir de l'estomac, et après avoir subi l'action de ces deux liquides, les aliments sont convertis en chyme et pénètrent par le pylore dans le duodenum, qui est la première partie de l'intestin grêle. Là, le chyme se trouve en contact avec la bile et le suc pancréatique qui agissent sur les corps gras et les rendent assimilables. Lorsque la masse alimentaire a subi l'action de tous ces liquides, elle est transformée en chyle ; celui-ci pénètre dans l'intestin grêle où il est absorbé par les veines et par des milliers de vaisseaux lactés ou chylifères qui le versent dans les vaisseaux lymphatiques d'où il est enfin porté dans les vaisseaux sanguins. Les parties liquides qui ne doivent pas servir à la nutrition, sont éliminées au dehors sous le nom d'urine, qui se forme dans les reins.

Absorption. — L'absorption introduit dans le sang le produit dissous de la digestion, mais son action est encore plus générale. Elle s'opère sur toutes les matières liquides ou gazeuses qui se trouvent en contact avec les surfaces vivantes. C'est ainsi que la peau, les membranes muqueuses qui tapissent différents organes sont également le siége de l'absorption, et qu'il se fait enfin dans l'épaisseur même des tissus une absorption qu'on appelle interstitielle ou de nutrition.

Quel que soit le lieu où elle s'exécute, l'absorption consiste dans le passage de la matière absorbée de l'extérieur à l'intérieur du vaisseau; elle se fait lentement et successivement, car, s'il en était autrement, les matières introduites dans le sang changeraient à chaque instant sa constitution normale. A proprement parler, l'absorption n'est pas une fonction, c'est une propriété de tous les tissus plus ou moins développée suivant leur nature, et qui a ce caractère important que, pendant qu'elle s'exécute dans un tissu, ce tissu emprunte à la matière absorbée quelques-uns de ses principes, ou lui en cède, de sorte qu'après avoir traversé le tissu absorbant, la matière absorbée n'est plus ce qu'elle était d'abord, et jouit de propriétés nouvelles.

Circulation. — La circulation consiste dans le mouvement incessant du sang dans l'intérieur d'un système de canaux ramifiés. Son appareil se compose du cœur, organe central, qui en est le système moteur, des artères qui sont les canaux de distribution dans les organes, des capillai-

res, vaisseaux extrêmement petits interposés entre les artères et les veines, et enfin des veines qui ramènent le sang
dans le cœur.

Ainsi donc, chez l'homme, l'appareil circulatoire se par-
tage en deux grandes moitiés, l'une artérielle et l'autre
veineuse, et le sang qui les parcourt diffère non-seulement
par la direction de son cours, mais encore par ses propriétés physiques et chimiques : le sang artériel suit une
direction centrifuge ; il est rouge et chargé des principes
nutritifs qu'il abandonne dans son trajet ; le sang veineux
au contraire suit une direction centripète, et, dépouillé de
ses qualités vivifiantes, prend une couleur noire et re-
tourne au cœur. Cet organe peut être considéré par la
réunion de deux cœurs adossés l'un à l'autre et entière-
ment séparés. Ils sont composés chacun d'une oreillette
et d'un ventricule, communiquant entre eux au moyen de
cloisons mobiles qu'on appelle valvules. Voici quelle est
la marche du sang dans le système circulatoire. Les veines prennent naissance dans tous les organes par les vaisseaux capillaires, augmentent de volume en même temps
que leur nombre diminue, et arrivent à former deux troncs
principaux qu'on appelle veines caves qui viennent s'ouvrir dans l'oreillette droite d'où le sang passe dans le ventricule du même côté. Celui-ci, en se contractant, chasse
le sang dans l'artère pulmonaire qui le distribue dans les
poumons, où il subit l'action revivifiante de l'air. Redevenu
alors sang artériel, il est porté par les veines pulmonaires
dans l'oreillette gauche, dont les contractions le font pénétrer dans le ventricule gauche qui le chasse à son tour
dans l'artère aorte, origine unique du système artériel dont
les ramifications sont élastiques et contractiles, et contri-

buent par ces propriétés à la régularité et à la perfection
de la circulation jusque dans les plus petits vaisseaux capillaires où le sang se trouve en contact avec les éléments
anatomiques des tissus qu'il traverse et qu'il entretient.

On donne le nom de pouls au mouvement alternatif du
sang dans les artères, et on le perçoit facilement à l'avant-
bras, où l'artère est soutenue par l'os radius. Le pouls permet de se rendre compte du nombre des pulsations du
cœur dans un temps donné, et d'en constater ainsi la fré-
quence, la régularité ou l'irrégularité, ce qui fournit aux
médecins des indications très-importantes sur l'état de la
circulation. Il y a aussi entre les mouvements du cœur et
les mouvements de la respiration un rapport qui est sensiblement constant, et l'on compte environ quatre pulsations du cœur pour un mouvement respiratoire complet.

Respiration et chaleur animale. — La respiration est
une fonction qui a pour but de transformer le sang veineux en sang artériel ; elle s'accomplit par l'intermédiaire
de l'air atmosphérique, et les poumons en sont le siége
principal ; mais comme l'air entoure le corps de toutes
parts, son action se produit également sur toute sa surface.
Pour que la respiration pulmonaire s'accomplisse, il est
indispensable que l'air altéré par son contact avec le sang
soit toujours remplacé par une nouvelle quantité d'air
pur, et la respiration comprend en effet deux ordres de
phénomènes : les uns ont pour but d'attirer l'air pur dans
la poitrine, et de le repousser lorsqu'il a agi sur le sang,
ce sont les phénomènes mécaniques de la respiration ;
ils se composent de deux mouvements alternatifs qu'on
appelle l'inspiration et l'expiration, se reproduisent 18 fois
par minute, et offrent cette particularité que le temps de

l'expiration est toujours un peu plus long que celui de l'inspiration.

Pendant l'inspiration la poitrine s'élargit dans tous les sens, et l'air aspiré pénètre dans les poumons par la trachée-artère et les bronches qui sont toujours béantes, l'air arrivé dans leurs dernières ramifications n'est plus séparé des radicules des vaisseaux pulmonaires que par une simple couche de tissu à travers lequel il agit sur le sang dont il brûle une partie du carbone et de l'hydrogène pour donner naissance à de l'acide carbonique et à de la vapeur d'eau. Cette action constitue le phénomène chimique de la respiration. C'est l'air ainsi chargé d'acide carbonique et de vapeur d'eau qui est chassé par l'expiration, et immédiatement remplacé par de l'air pur. Le sang veineux ainsi revivifié par l'action de l'air redevient sang artériel, passe dans les veines pulmonaires qui le portent dans les cavités gauches du cœur d'où il est lancé, comme nous l'avons vu, dans toutes les parties de l'organisme.

Lorsque l'entrée de l'air dans les poumons est suspendue quelques minutes, la mort est imminente. Il en est de même lorsque l'air est vicié et lorsqu'il ne contient plus une quantité suffisante d'oxygène. C'est qu'alors le sang se débarrasse incomplétement de son acide carbonique, garde les qualités du sang veineux, et est incapable de stimuler l'action du cœur; la mort arrive plus ou moins rapidement. On dit dans ce cas qu'elle est produite par asphyxie.

La peau est aussi un organe de respiration, elle exhale très-peu d'acide carbonique, mais produit beaucoup plus de vapeur d'eau que les poumons. Cette quantité est variable et en rapport, comme nous le verrons, avec la température et l'état hygrométrique de l'air. La respiration cutanée ne peut, en aucun cas, suppléer la respiration pulmonaire.

— L'homme a la propriété de conserver sa température propre au milieu des élévations et des abaissements de la température extérieure. Quels que soient sa race et le lieu qu'il habite, sa chaleur est constante, et sa température est en moyenne de 37° 1/2. On peut dire qu'elle est sensiblement égale à tous les âges. Elle augmente dans les maladies, et son accroissement est en rapport avec l'accélération du pouls.

La chaleur animale est le résultat de l'action chimique de l'oxygène de l'air sur le sang ; la formation de l'acide carbonique et celle de l'eau en sont les deux principales sources. C'est une véritable combustion qui s'opère, et la chimie nous apprend que toute combustion est toujours accompagnée de chaleur. La respiration pulmonaire fournit environ les sept dixièmes de cette chaleur, les trois autres sont produits par les différentes oxydations qui s'accomplissent dans les autres parties de l'organisme et dont les produits s'échappent par les diverses sécrétions.

Des sécrétions. — Nous n'avons qu'un mot à dire des sécrétions. On désigne sous ce nom le résultat de l'action de certains tissus interposés entre les vaisseaux sanguins et les liquides sécrétés. Ces produits sont tantôt des matériaux qui existent déjà tout formés dans le sang et qui en sont simplement extraits, tels sont l'urée et l'acide lactique ; on leur donne le nom d'excrétions et ils peuvent être éliminés dans toutes les régions du corps, si l'organe principal qui est chargé de les extraire du sang vient à être détruit. Tantôt ces produits sécrétés sont des subs-

tances qui n'existent pas dans le sang et qui sont le résultat d'une véritable élaboration chimique des principes
de ce liquide, comme la bile, le lait, le mucus. Ce sont
ces produits qui constituent à proprement parler les sécrétions, elles diffèrent surtout des excrétions parce qu'elles cessent de se produire dès que l'organe sécréteur est
détruit. Les principales des sécrétions sont l'urine, la
sueur et la bile.

Les fonctions que nous venons de passer brièvement en
revue ont toutes pour but de transfomer et de fixer dans
nos tissus les substances introduites dans l'organisme. Ces
substances, modifiées par les sucs digestifs, et par l'oxygène absorbé dans le poumon, font partie intégrante des
liquides et des solides de l'organisme pendant un temps
variable, et finissent par être expulsées au moyen des sécrétions et des exhalations. C'est le sang qui est le
milieu de tous les phénomènes de nutrition, il est donc
dans un état de métamorphose perpétuelle et se régénère
à chaque instant. C'est lui qui fournit les matériaux de
réparation que la digestion renouvelle sans cesse, c'est
enfin lui qui reçoit, pour les conduire vers les organes
d'expulsion, les matériaux usés par le mouvement de la
vie.

Des fonctions de relation. — Les fonctions de relation
sont celles qui mettent l'homme en rapport avec le monde
extérieur; elles sont sous la dépendance immédiate du
système nerveux cérébral. Les différents mouvements
que l'homme exécute, la voix, ce merveilleux instrument
dont il se sert pour communiquer à ses semblables ses sensations, ses pensées, ses volontés, sont, avec les sens, les
moyens qu'il a de se mettre en communication avec le

1.

monde qui l'environne. Le système nerveux est composé
de trois parties, le cerveau, la moelle épinière et les
nerfs. C'est lui qui est le siège de la sensibilité générale,
des perceptions sensoriales, des facultés intellectuelles
et affectives, et qui provoque les mouvements. Les nerfs
sont répandus dans les diverses parties de l'organisme
et viennent aboutir à une tige commune, la moelle épinière, qui se continue avec le cerveau. Ils lui transmettent les impressions qu'ils ont reçues, il réagit alors
sur ces impressions et les transforme en mouvement. Il
est prouvé que le développement de l'intelligence, aussi
bien chez l'homme que chez les animaux, est en rapport
direct avec le volume et le poids de la masse cérébrale et
avec le nombre des circonvolutions qu'on observe à sa surface. Or, le cerveau de l'homme est beaucoup plus riche
en circonvolutions et beaucoup plus volumineux par
rapport à son poids que celui d'aucun autre animal.

Nous ne pouvons insister sur chacun des sens en particulier : ils sont au nombre de cinq : la vue, l'odorat, le
goût, l'ouïe et le toucher. Chacun possède un nerf doué
de propriétés spéciales, qui n'est capable que d'un seul
mode déterminé de sentir. On comprend que les sens
jouent le plus grand rôle dans l'acquisition de nos connaissances. Les sensations qu'ils nous donnent sont des
phénomènes purement passifs et le résultat d'une cause
interne ou externe que le nerf sensoriel transmet au cerveau. C'est la connaissance de cette sensation qui constitue
la perception ; c'est alors seulement que la volonté inter-
vient pour transformer en mouvement les impressions reçues et déterminer les actes que l'homme accomplit dans
toute la plénitude de sa liberté. Il est à peine besoin de dire

que l'intégrité du cerveau, instrument indispensable à l'exercice de nos facultés, est la condition essentielle de leur fonctionnement régulier.

En somme, toutes les connaissances de l'homme sont le résultat de ses sensations, de ses observations ou de celles de ses ancêtres, et non pas l'effet de l'instinct : transmises par la parole, fécondées par la méditation, appliquées à ses besoins, elles lui ont donné tous les arts. A mesure que l'homme grandit, les instincts qu'il a apportés en naissant s'effacent pour faire place à des facultés dont l'emploi indique l'intervention constante de la volonté. Il lui faut tout apprendre, inventer et perfectionner à l'aide de son intelligence, et la parole et l'écriture en conservant les connaissances acquises sont pour l'espèce humaine la source d'un perfectionnement indéfini.

Des conditions individuelles.

Nous venons d'étudier les principales fonctions communes à tous les hommes, il nous reste à parler des conditions inhérentes à chaque homme pris en particulier, et à exposer quelques notions sur l'âge, le tempérament, la constitution, l'hérédité, les habitudes, qui, réunis, constituent l'individualité de chacun de nous.

De l'âge. — Nous savons déjà que la vie est une succession de changements commençant à la naissance et dont la mort est le terme ; les âges sont les phases successives et les époques dont se compose l'existence de l'homme. On peut diviser la durée de la vie en quatre périodes principales qui sont l'enfance, la jeunesse, l'âge viril et la vieillesse, on les a souvent comparées non sans raison aux quatre saisons de l'année. Mais en réalité les âges ne se limitent pas d'une façon aussi tranchée que cette division pourrait le faire croire ; leur détermination n'a rien d'absolu, et c'est sans transition bien appréciable que l'homme passe d'un âge à un autre.

L'enfance dure depuis la naissance jusqu'à 12 ou 14 ans ; la jeunesse se prolonge jusqu'à l'époque où l'individu a atteint son complet développement physique, ce qui a lieu vers 28 ans. Elle est caractérisée par l'activité de toutes les fonctions de nutrition et par la vivacité de l'intelligence et des passions.

L'âge viril est la période la plus longue de la vie et celle dont il est le plus difficile de déterminer la durée, il peut aller jusqu'à 60 ans. C'est dans cette phase de son existence que l'homme jouit de la plénitude de ses facultés physiques et intellectuelles, et que son tempérament prend son caractère définitif.

La vieillesse commence à 60 ans ; mais l'homme qui a abusé des jouissances de la vie vieillit de bonne heure, et arrive rapidement à la caducité. Dans cette dernière période de la vie toutes les fonctions s'accomplissent plus difficilement, d'année en année le déclin s'accélère, les infirmités arrivent et s'aggravent pour ne se terminer qu'à la mort.

L'âge le plus exposé aux causes de destruction est l'enfance, les chances de mort par maladie diminuent ensuite jusqu'à la vieillesse pour reparaître alors aussi nombreuses que terribles.

De la constitution et du tempérament. — Il est évident qu'en dehors des différences qui résultent du sexe et de la race, chaque homme a une organisation qui lui est propre ;

on lui donne le nom de constitution : elle est forte ou faible suivant que les fonctions s'accomplissent ou non
avec activité. Le tempérament, qu'on a confondu souvent
avec la constitution, est la manière d'être de chaque individu, déterminée par la prédominance d'un système d'organes sur tous les autres. On dit aussi que c'est la façon
particulière dont il réagit contre les influences extérieures
et principalement contre les maladies, et chaque tempérament a son hygiène spéciale.

Il y a quatre sortes de tempéraments : le tempérament sanguin, le tempérament lymphatique, le tempérament nerveux et le tempérament bilieux.

Le tempérament sanguin est le plus favorable à l'équilibre des fonctions.

Les personnes de tempérament lymphatique n'offrent
qu'un faible degré de résistance à l'action des agents
physiques et des causes de maladies; elles sont surtout
exposées aux affections tuberculeuses et à la scrofule.

Le tempérament nerveux présente des alternatives d'é-
nergie et de faiblesse dans le caractère, et les individus
qui le possèdent sont en général intelligents.

Le tempérament bilieux a sa source dans l'irritabilité
du système digestif, et les gens de ce tempérament ont
un caractère décidé, persévérant et opiniâtre.

Les tempéraments ne s'observent pas le plus souvent
avec les caractères tranchés que nous venons d'indiquer ;
ils se combinent et présentent des variétés infinies : tels
sont les tempéraments nervoso-sanguin, nervoso-lym-
phatique, etc., tous sont susceptibles d'être modifiés et
améliorés par l'observation des règles de l'hygiène, par
l'âge, par les habitudes et par le climat.

De l'habitude. — L'habitude est cette disposition de l'homme à répéter certains actes qu'il a déjà faits. La plupart de nos sensations et de nos actions ont plus ou moins de tendance à devenir habituelles, et l'on peut dire que toutes les fonctions de la vie sont soumises à son empire ; la faim, la soif, le sommeil, l'ordre, la sobriété subissent son influence.

L'habitude peut faire trouver supportables des choses qui paraissent être en contradiction avec notre organisation. Il y a donc de bonnes et de mauvaises habitudes : les premières sont en rapport avec les dispositions de notre tempérament, avec le milieu et les besoins qui en dépendent ; les mauvaises compromettent notre santé et notre moral, et on doit autant respecter les premières qu'il faut combattre les autres avec énergie. Heureux ceux qui, sachant que l'habitude est une des conditions de la nature humaine, ont soin de n'en contracter que de bonnes ! En effet, l'habitude s'oppose à la volonté qui, après une résistance plus ou moins forte, finit par succomber ; elle présente une ténacité extrême et revient au moment où l'on s'y attend le moins pour reprendre son empire avec plus de force. L'habitude varie suivant les âges : à peine est-on né, que les habitudes se contractent ; toute puissante chez l'enfant, elle peut être dominée chez l'homme encore jeune et maître de lui, mais sa force s'accroît avec les années et sa domination finit par devenir toute puissante.

L'habitude est susceptible de changements et de variations, elle peut se porter d'un objet à un autre par la création d'une habitude plus violente, elle peut enfin disparaître par la répulsion ou par la lassitude. En général, ce

n'est qu'avec précaution et pour ainsi dire insensiblement
qu'il faut essayer de faire disparaître la plupart des habitudes, c'est pendant l'enfance que l'on doit les corriger,
et les moyens qu'on doit choisir jouent le plus grand rôle
dans l'art si difficile d'élever les enfants. Il faut beaucoup
d'assiduité et de constance et ne pas se contenter d'obte-
nir quelque résultat ; si l'on ne va pas jusqu'au bout, on
perd bientôt ce qu'on avait acquis, les mauvaises habitudes un instant vaincues reparaissent et étouffent les bonnes dispositions.

De l'hérédité. — L'hérédité est une loi en vertu de laquelle l'homme tend à transmettre à ses descendants un
certain nombre des traits qui le caractérisent. Elle s'accuse dans l'expression de la physionomie, dans la force
musculaire, dans certaines singularités et dans le tempérament : on voit encore son influence dans la longévité.
Un grand nombre de maladies passent aussi des parents
aux enfants, telles sont la scrofule, le cancer, la phthisie ;
mais l'hygiène peut alors intervenir et empêcher l'évolu-
tion de ces maladies héréditaires, car les changements
qui surviennent sous son influence dans l'individu pré-
disposé ont une action très-prononcée sur la marche de
ces affections. Cette transmission héréditaire de tempérament, de structure, d'aptitude à contracter telle ou telle
maladie est un fait très-fréquent, mais qui n'est pas constant. Il en est de même de l'hérédité des aptitudes morales et intellectuelles. Les passions et les sentiments, les
particularités de caractère se transmettent aussi par hérédité, tels sont le goût de l'alcool, les penchants vicieux, la
passion du jeu. L'hérédité est heureusement modifiée par
l'éducation, dont le but doit être à la fois de développer les

facultés utiles et de réprimer les mauvaises ; car c'est
elle qui donne à l'enfant les habitudes qu'il aura pendant sa vie, en même temps que les connaissances indispensables à l'exercice de sa profession.

De la santé. — La santé consiste dans l'exercice permanent et facile de toutes les fonctions de l'économie.
Elle n'est pas un état absolu et parfait en lui-même, elle
comporte des degrés, et la santé parfaite ne se réalise
presque jamais. Les dispositions à la maladie sont incessantes, et la santé varie. Les uns ont des indispositions
continuelles pendant leur jeunesse et se trouvent à l'âge
mûr dans une santé parfaite; d'autres, au contraire, se
sont bien portés étant jeunes et mènent ensuite une vie
misérable jusqu'à la plus extrême vieillesse. D'un âge
à l'autre la santé peut donc changer et se modifier en
bien ou en mal. Les habitudes, les occasions de la vie,
les lieux, l'air, la nourriture et toutes les autres causes
qui agissent sur l'homme modifient incessamment sa santé
que l'hygiène tend toujours à améliorer.

CHAPITRE II

———

De l'Air.

De l'air. — L'air atmosphérique est la condition fondamentale de l'existence humaine : il renferme en lui les conditions les plus importantes de la santé et les causes les plus nombreuses des maladies. C'est l'aliment général de l'organisme qu'il pénètre de toutes parts et c'est par lui que le sang est vivifié ou infecté. Il agit par la pression qu'il exerce, par son état de mouvement et de repos, par sa température, par son électricité, par la lumière qu'il laisse passer, par la quantité d'eau qu'il contient, et par sa composition chimique : nous le respirons tel qu'il est, avec sa densité, sa pression, sa température, les gaz étrangers qu'il renferme, ses poussières et ses miasmes.

L'air entoure la terre de tous côtés, et baigne tous les corps qui existent à sa surface. Il se compose d'oxygène et d'azote et contient un peu d'acide carbonique. Il se renouvelle et se reconstitue incessamment par les échanges résultant des phénomènes de la végétation et de la vie animale. Sa composition chimique est invariable, mais il peut acquérir des qualités que lui communiquent certains principes dont il est le véhicule. Les uns, généralisés dans l'atmosphère, sont la vapeur d'eau et les agents impondérables, c'est-à-dire, la lumière, la chaleur et l'électricité; les autres, accidentels, sont limités à des masses d'air plus ou moins étendues, tels sont les miasmes des marais et les émanations délétères des corps en putréfaction.

De la lumière. — C'est la lumière qui rend sensibles à la vue les différents objets, mais son effet ne se borne pas à son action spéciale sur l'œil, elle est aussi l'un des plus puissants stimulants des corps organisés, tous la recherchent, et dépérissent lorsqu'elle fait défaut, ou lorsqu'elle est insuffisante.

Si elle est trop éclatante, comme en Égypte ou dans les parties crayeuses de la Champagne, elle irrite l'œil, affaiblit la vue et peut même l'abolir; ces accidents sont quelquefois occasionnés par l'impression brusque d'une lumière éblouissante, même fugitive; mais la vue ne s'altère pas seulement par le contact d'une lumière trop intense, un travail prolongé à la lumière, même lorsqu'elle est modérée ou insuffisante, peut amener aussi différents troubles de la vue ainsi qu'on l'observe chez les graveurs, les horlogers, les typographes.

Nous venons de dire qu'en dehors de son action spéciale la lumière exerce une très-grande influence sur la constitution tout entière, et c'est particulièrement sur la peau que cette action se fait sentir. L'impression vive de la lumière solaire ne peut se séparer de la chaleur qui l'accompagne, et si elle se prolonge, elle produit une véritable brûlure vulgairement connue sous le nom de coup de soleil, qui peut devenir la source d'accidents graves et même mortels lorsque c'est la tête qui en est le siége.

Lorsque la lumière est insuffisante, la peau se décolore, la circulation y devient moins active ; elle se refroidit, se laisse pénétrer de liquide, et le sang ne tarde pas à s'appauvrir. On reconnaît les individus qui séjournent longtemps dans les lieux obscurs ou mal éclairés à leurs chairs molles, bouffies, infiltrées. C'est parmi eux qu'on observe le rachitisme, la scrofule, et ce fléau si redoutable qu'on appelle la phthisie pulmonaire.

La lumière artificielle ne peut suppléer le moindre rayon de soleil, et les personnes qui ne sortent que la nuit ont aussi la peau blanche et décolorée. Il est donc vrai de dire que partout où l'action bienfaisante de la lumière solaire vient à faire défaut, toutes les causes d'affaiblissement acquièrent plus d'énergie, et amènent plus rapidement cette altération du sang qui constitue l'anémie, ce qui est si fréquent dans les grandes villes.

De la chaleur. — L'homme est soumis à deux sources distinctes de chaleur : la chaleur interne ou animale qui est constante pour lui et environ de 37°,5 ce qui est, comme nous le savons, le résultat de la respiration ; la chaleur externe, en rapport avec la cause qui la fait naître, et variable surtout suivant les climats. Elle est naturelle quand elle est produite par les rayons du soleil, et artificielle quand elle résulte de la combustion de certaines matières.

La température atmosphérique varie suivant les saisons, les heures, suivant les différentes régions du globe et la profondeur de la terre. Elle change avec la latitude en diminuant de l'équateur au pôle, suivant l'altitude, en diminuant avec la hauteur, suivant l'exposition au nord ou au midi, enfin suivant le voisinage ou l'éloignement des eaux. La température est, comme nous le verrons, le principal élément qui sert à la détermination des climats.

L'homme trouve en lui-même le moyen de résister au froid et à la chaleur. Il ne peut supporter une température supérieure à la sienne que par la vaporisation de l'eau qui provient du poumon et surtout de toute l'étendue de la surface de la peau, et c'est en se refroidissant continuellement qu'il lutte contre les fortes chaleurs. Les vaisseaux de la peau se dilatent, la sueur se produit en abondance, et son évaporation produit un refroidissement salutaire et qui se fait d'autant plus facilement que l'air est plus sec et plus agité. Pendant l'été la sueur est très-abondante, et il faut éviter avec grand soin les courants d'air, car le froid qu'ils produisent peut arrêter brusquement la transpiration, et faire refluer vers les organes internes la quantité considérable de sang qu'une température élevée avait attirée à la peau. Les poumons, dont la fonction est, comme nous l'avons vu, d'éliminer à l'état de vapeur l'eau contenue en excès dans le sang, n'étant plus aidés dans ce travail par les glandes sudoripares, se fluxionnent outre mesure, se congestionnent et s'enflamment, et la fluxion de poitrine est produite.

L'exposition à un soleil ardent, surtout si elle est prolongée, détermine des accidents tels que des congestions et des hémorrhagies cérébrales. Il faut donc éviter de s'exposer directement aux rayons du soleil et ne jamais sortir tête nue pendant les chaleurs brûlantes de l'été.

En général, l'action de la chaleur est débilitante, et produit, lorsqu'elle dure quelque temps, un état de prostration physique et morale qui va toujours en augmentant. La respiration et la circulation s'accomplissent péniblement et la sueur contribue par son abondance à diminuer les forces. L'appétit diminue, la soif est vive, mais il faut bien se garder de l'apaiser avec des boissons froides. Les mouvements deviennent de plus en plus lents, et l'on finit par éprouver un sentiment de malaise général qui rend le repos indispensable.

L'homme est aussi capable de supporter des froids extraordinaires, mais c'est à la condition que sa nourriture soit suffisante, qu'il soit bien vêtu, et qu'il ne reste pas au repos. C'est encore en lui-même qu'il doit trouver les sources de chaleur qui devront neutraliser en partie l'action de l'air extérieur. C'est pourquoi pendant les grands froids la respiration s'accélère, afin que l'oxygène soit absorbé en plus grande quantité et que les combustions internes qu'il entretient deviennent plus actives. Lorsque le froid acquiert un degré trop intense et que l'homme n'est plus capable d'y résister, la température de la peau s'abaisse, le sang refoulé dans les organes profonds les congestionne, et provoque l'engourdissement, l'asphyxie et la mort.

Les enfants et les vieillards sont incapables de résister au froid aussi bien que les adultes, et un grand nombre périssent victimes de l'ignorance ou de la négligence de leurs parents; ils ont besoin d'un degré modéré de chaleur extérieure pour conserver leur chaleur propre. Pendant les premiers jours l'enfant ne doit pas quitter la chambre et la température doit y être maintenue de 15 à 18°. L'habitude de transporter les enfants dès le lendemain de leur naissance à la mairie et à l'église leur est préjudiciable, car leurs poumons ne fonctionnent pas encore assez bien pour produire une chaleur suffisante à compenser celle qu'ils perdent. Dans les grandes villes, les municipalités se sont préoccupées de l'inconvénient de ce transport, et la constatation des naissances se fait maintenant à domicile, par les médecins de l'état civil.

Quant aux vieillards, les médecins ont observé depuis longtemps que les affections des voies respiratoires sont une des causes les plus fréquentes de leur mortalité, et tout le monde sait que le froid est la principale origine de ces affections.

Les principaux symptômes que l'on observe sous l'influence d'un froid très-rigoureux sont un engourdissement général qui paralyse les mouvements, une perte plus ou moins complète de la sensibilité, et une tendance irrésistible au sommeil. Lorsqu'on est soumis à un froid très-vif, il est très-important d'éviter le repos. Enfin, si l'on est appelé à secourir un individu congelé, on ne doit pas le réchauffer trop vite : on le frictionnera avec de la neige ou avec une éponge trempée dans l'eau froide dont on élèvera peu à peu la température, et lorsque la sensibilité, les mouvements et la chaleur se rétabliront, on donnera au malade du vin chaud, et on l'enveloppera dans des couvertures.

L'action du froid peut s'exercer seulement sur une partie limitée du corps, et la principale affection qu'il détermine alors est l'engelure. Elle est surtout fréquente chez les enfants qui ont la mauvaise habitude de réchauffer à l'ardeur du foyer les parties qui ont été soumises à l'action du froid.

De l'électricité. — Nous n'avons que peu de mots à dire

de l'électricité. Elle est impondérable comme la lumière,
et sa vitesse est immense. Elle a besoin, pour se manifes-
ter, d'un certain concours de circonstances, et devient sensible par des phénomènes aussi nombreux que variés. Il
se fait un dégagement continuel d'électricité autour de
nous, et lorsque le temps est orageux, les personnes nerveuses éprouvent différents malaises, et presque toujours
l'état des malades est aggravé. Les effets de la foudre sur
l'homme sont très-variables: tantôt il périt instantanément,
tantôt il est frappé de paralysie, ou atteint de blessures
légères et tout à fait hors de rapport avec l'énergie de la
cause qui les a produites, tantôt enfin il subit des brûlures
étendues, quelquefois très-superficielles et d'autres fois
très-profondes. N'oubliez pas qu'un paratonnerre bien
entretenu est le plus sûr préservatif de la foudre. Quand
le temps est orageux, et qu'on se trouve dans un appartement, il faut fermer les fenêtres, éviter le voisinage des
cheminées et se séparer des objets métalliques que l'on
porte. Si l'on vient à être surpris par l'orage en rase campagne, on évitera de courir, et de se mettre à l'abri sous
les arbres élevés qui sont particulièrement frappés par
la foudre. On s'abstiendra avec le même soin de sonner
les cloches des églises, et de s'y réfugier, comme cela se
fait encore dans beaucoup de villages, car l'air mis en
vibration est aussi très-dangereux. Si l'on est appelé à
secourir une personne asphyxiée par la foudre, il faut la
dépouiller de ses vêtements et la placer le plus vite possible dans un lieu d'une température modérée. On l'as-
soira dans un fauteuil ou sur une chaise et on la main-
tiendra dans cette position en tenant la tête verticalement.
On projettera alors avec force de l'eau froide sur le corps,

et particulièrement sur le visage, on fera des frictions aux extrémités, et l'on essaiera de rétablir la respiration par des compressions alternatives de la poitrine et du bas-ventre.

De la pesanteur de l'air. — L'air est pesant, et le baromètre nous fournit les moyens de constater et de mesurer à la fois cette pesanteur. On a calculé que la pression supportée par un homme adulte est de 17,000 kilogrammes ; elle est facilement supportée parce qu'elle a lieu dans tous les sens, et qu'elle s'exerce à la fois sur tous les points du corps. C'est la pression atmosphérique qui maintient les surfaces articulaires en contact, et qui fait équilibre à celle du sang, et si par une cause quelconque celle-ci vient à l'emporter, il se produit des congestions, et même des déchirures de vaisseaux qui occasionnent des hémorrhagies plus ou moins graves.

L'homme ne peut en effet supporter que de faibles variations de la pression de l'atmosphère dans laquelle il doit vivre. S'il s'élève trop haut, il devient la victime du mal des montagnes ; s'il descend trop bas, il éprouve bientôt les accidents du mal des plongeurs. Dans le premier cas, la pression atmosphérique diminue : la respiration devient de plus en plus fréquente, et comme la quantité d'oxygène introduite dans les poumons cesse d'être suffisante, la calorification diminue et la nutrition tout entière s'en ressent, et, comme nous venons de le dire, différentes hémorrhagies se produisent; enfin l'air froid et sec des régions élevées amène une évaporation plus forte à la surface du corps, et le refroidissement qu'elle occasionne détermine des affections inflammatoires. On a constaté que la quantité d'oxygène dissous dans le sang est en rap-

port avec la pression barométrique, et ce fait vient d'être
démontré d'une façon saisissante dans une ascension toute
récente, où des aéronautes ont pu s'élever en ballon jusqu'à la hauteur de 7,400 mètres, en respirant de l'oxygène
dont ils s'étaient munis.

Il résulte de ces faits qu'il faut soustraire les individus
prédisposés aux affections du cœur et des organes de la
respiration à l'action de l'air vif et raréfié des montagnes.

De l'humidité de l'air. — L'état hygrométrique de l'air
exerce une grande influence sur la santé, car c'est une
des causes qui modifient le plus la respiration et les fonctions de la peau. Tout le monde a pu être témoin de l'inconvénient de l'air froid et humide sur les organisations
débiles, les enfants et les malades. C'est qu'en effet, il
amène une déperdition constante de la chaleur, s'oppose
à toute réaction et devient ainsi la cause d'un grand nombre de maladies inflammatoires, et l'on doit toujours se
garantir, en tout temps et à tout âge, du froid humide.

L'humidité ne peut être sans inconvénient que lorsqu'elle
est passagère et qu'on prend la précaution de la combattre. Il faut donc éviter avec le plus grand soin de laisser
sécher sur soi des habits mouillés, car l'évaporation de
l'eau qui les imprègne soustrait au corps une quantité de
calorique d'autant plus grande que l'homme avait plus
chaud lorsqu'il s'est exposé à l'humidité ou à la pluie.

Des vents. — Les vents sont les mouvements plus ou
moins rapides de l'atmosphère : ils agissent sur l'homme
non-seulement mécaniquement par leur vitesse, par leur
température et leur humidité, mais aussi par les matières
diverses qu'ils transportent et qui peuvent devenir l'origine d'épidémies meurtrières. Personne n'ignore qu'un

vent violent amène brusquement le refroidissement du corps et peut déterminer les affections les plus graves. Il faut donc éviter autant que possible les courants d'air. Dès qu'on s'est refroidi, on doit chercher à activer la circulation et à rappeler la transpiration. Le mieux pour cela est de se coucher, de se bien couvrir, et de boire une infusion de bourrache ou de thé bien chaud afin de provoquer une sueur abondante. Si cette réaction ne se produit pas rapidement, c'est l'indice de l'imminence d'une affection grave et il faut se hâter d'appeler le médecin.

Composition chimique de l'air. — La composition chimique de l'air atmosphérique est constante, et en quelque point au globe que les analyses aient été faites, on a trouvé qu'il est formé par la combinaison de 79 parties d'azote et de 21 parties d'oxygène, et qu'il contient en outre des traces d'acide carbonique et de la vapeur d'eau. L'acide carbonique et l'oxygène peuvent augmenter ou diminuer sous des influences diverses, et l'air peut être altéré par l'homme lui-même et devenir ainsi impropre à la respiration, et il est très-important de ne pas oublier que l'exercice de cette fonction dépend essentiellement de la composition chimique de l'air. Avant d'indiquer les principales altérations de l'air, il nous reste à dire un mot d'un principe qui y a été récemment découvert, et qui ne s'y trouve que dans certaines circonstances. On lui donne le nom d'ozone, c'est une modification de l'oxygène encore inconnue dans sa nature, et qui donne à l'air des propriétés qu'il importe de connaître. On a remarqué que la respiration de l'air ozonisé donne au sang des propriétés oxydantes plus énergiques et que sous son influence les fonctions digestives deviennent plus actives et que les forces se développent.

Les lieux très-ozonisés, tels que les prairies, les bois, les montagnes, conviennent donc aux gens affaiblis. On a aussi admis que l'ozone est un poison pour les miasmes, et qu'il les détruit en les brûlant.

Des altérations de l'air. — L'air peut subir un grand nombre d'altérations que nous devons examiner. La première est celle qui se produit par l'encombrement permanent des habitations diverses où l'homme est appelé à séjourner. Il est encore altéré par des principes physiquement définis, et par d'autres inconnus jusqu'à présent dans leur essence, mais appréciables par leurs funestes effets.

On donne le nom d'air confiné à celui dans lequel la quantité d'acide carbonique est augmentée. Nous savons déjà comment l'air est modifié par la respiration, nous rappellerons seulement qu'une certaine quantité d'oxygène est absorbée et brûlée : l'air expiré ne contient plus en effet que 18 p. 100 d'oxygène, et la quantité d'acide carbonique qui se produit peut s'élever jusqu'à 3 ou 4 p. 100. La quantité d'azote ne varie pas, et l'oxygène diminue à mesure que l'acide carbonique augmente. Mais ce n'est pas tout : l'évaporation qui s'effectue par le poumon et par la peau accumule une quantité d'eau qui peut aller jusqu'à saturer l'endroit où l'on se trouve, et cette saturation est rendue sensible par l'eau qui ruisselle sur les murs. Enfin cette eau contient aussi en dissolution une matière animale putrescible qui se décompose facilement, et dont l'odeur se fait sentir dans les casernes, dans les dortoirs encombrés, dans les prisons lorsque l'air n'y est pas suffisamment renouvelé.

L'air confiné et vicié comme nous venons de l'expliquer agit lentement quand son altération n'est pas très-considérable, et que les individus qui le respirent sont habituellement soumis à son action, mais il n'en agit pas moins sûrement, et détermine avec l'appauvrissement du sang le cortége des affections nombreuses qui en sont la conséquence. On sait aussi que cette altération de l'air, quand elle est permanente, suffit pour développer certaines affections qui ont une grande tendance à revêtir la forme typhoïde, il en résulte que l'encombrement est toujours un danger. Enfin l'air confiné peut exercer très-rapidement son action pernicieuse dans des circonstances exceptionnelles, c'est ainsi qu'on a vu des prisonniers renfermés dans un local insuffisant succomber très-vite à l'asphyxie.

Les principes physiquement définis capables d'altérer l'air sont classés en trois groupes qui correspondent aux trois règnes de la nature ; ce sont donc des matières animales, des matières végétales, et les substances minérales. Nous signalerons parmi les premières les voiries, les vidanges et les égouts. Les voiries ne sont insalubres que si elles renferment des matières animales en décomposition. En général, ces émanations déterminent de la diarrhée, des vomissements, des coliques et quelquefois des accidents d'empoisonnement suivis de mort. De plus les fabricants d'engrais animal sont exposés comme les tanneurs et les équarisseurs à contracter des maladies charbonneuses.

Les égouts sont toujours des foyers redoutables d'émanations, surtout lorsque l'eau cesse d'y couler librement. Les eaux des égouts sont susceptibles de fournir un excellent engrais, et des expériences nouvelles ont démontré qu'elles peuvent rendre de grands services à l'agriculture. Les accidents des égouttiers se combattent au moyen du chlore ou des chlorures alcalins.

Les matières des fosses d'aisances répandent des émanations ammoniacales qui sont très-dangereuses et peuvent déterminer l'asphyxie. On les combat avec avantage par le chlorure de soude. On sait qu'on peut employer le charbon ou le sulfate de fer pour désinfecter ces matières ; ce dernier a l'avantage de leur conserver toutes leurs propriétés comme engrais. 30 grammes de sulfate de fer dissous dans un litre d'eau suffisent à désinfecter complétement une fosse.

Parmi les matières végétales nous signalerons les fabriques d'amidon, de fécule, de caoutchouc vulcanisé, de couleurs organiques et de tabac. Enfin les matières minérales toxiques sont celles qui contiennent des sels de cuivre, d'arsenic, de chrôme, de plomb, de mercure, de phosphore, etc., car elles fournissent des gaz délétères et des poussières irritantes et exposent les ouvriers à de nombreux accidents qui réclament l'intervention du médecin.

Les principes non définis physiquement qui sont susceptibles d'altérer l'air sont, comme nous venons de le dire, inconnus dans leur nature ; on les désigne sous le nom générique de miasmes, et on suppose qu'un grand nombre sont des animaux ou des végétaux infiniment petits qu'on a appelés pour cela microzoaires ou microphytes ; ils forment des espèces distinctes et ont la faculté de reproduire la même espèce morbide à perpétuité. Nous citerons parmi eux les effluves ou miasmes des marais.

On désigne sous ce nom les émanations des matières végétales en décomposition dans les marais. Ces miasmes se produisent dans beaucoup de localités ; ils prennent naissance dans les étangs, dans les marais à sangsues, dans les rizières, dans les routoirs abandonnés où l'on a fait rouir le chanvre et le lin et qui deviennent très-insalubres lorsqu'ils se tarissent. Les défrichements, en mettant à l'air les végétaux enfouis dans le sein de la terre, les travaux de chemins de fer en sont aussi la source. Mais les plus redoutables sont les marais mixtes, c'est-à-dire ceux composés du mélange d'eau douce et d'eau salée, car ce mélange amène sur leurs bords une décomposition très-active.

Quatre conditions sont nécessaires pour la production du miasme paludéen ou maremmatique. Il faut des matières végétales en décomposition, de l'humidité, le contact de l'air et une chaleur modérée. On a constaté en effet que ces miasmes ne se développent pas si la température est trop basse ou trop élevée. C'est l'eau qui, en se vaporisant, entraîne les particules les plus ténues de ces matières putréfiées dont la propagation se fait dans le sens horizontal sous l'influence de certains vents qui peuvent les transporter à de grandes distances. Ces miasmes ne s'élèvent verticalement qu'à une hauteur modérée. Ils agissent surtout dans les climats chauds, pendant l'été et surtout pendant la nuit, où les miasmes et la vapeur d'eau qui les contient se condensent à la surface de la terre, tandis que pendant le jour elle s'évapore avec les miasmes. Il suffit souvent de passer une nuit dans les marais pour contracter la fièvre. Les circonstances prédisposantes individuelles sont l'âge et le sexe ; les vieillards, les femmes et les enfants y sont moins exposés ainsi que les personnes à occupations sédentaires. On ne s'habitue pas aux miasmes des marais, et ils deviennent d'autant plus dangereux qu'on a déjà subi plusieurs fois leurs atteintes. Le miasme paludéen peut produire des accidents aigus qui constituent la fièvre intermittente, ou amener à la longue un état chronique, désigné sous le nom de cachexie paludéenne. On voit combien ces émanations sont dangereuses pour l'homme, et la statistique a depuis longtemps démontré que dans les pays marécageux la durée de la vie moyenne est diminuée. Les habitants des pays à marais doivent recourir à une alimentation fortifiante, éviter les refroidissements, choisir une habitation située dans les lieux opposés à la direction habituelle du vent, et s'abstenir de séjourner la nuit sur les marais. L'assainissement des pays marécageux est du ressort de l'hygiène publique. On y arrive par le desséchement des marais, par le drainage, et par des plantations qui, bien disposées, peuvent arrêter la marche des effluves.

Des endémies et des épidémies. — On désigne sous le nom d'endémies des maladies dues à des causes locales et particulières à certains pays, et qui y règnent soit constamment, soit à des époques fixes. En France, la plus commune est l'endémie paludéenne dont nous venons de parler ; elle sévit surtout aux mois de septembre et d'octobre. Les autres endémies sont particulières aux grandes villes, ce sont les fièvres éruptives et la fièvre typhoïde ; elles se propagent par contagion.

On appelle épidémies des maladies qui sévissent à la fois sur un grand nombre de personnes. Elles prennent toujours naissance dans les pays où la maladie est endémique et se propagent soit par l'air, soit par les migrations d'hommes ou d'animaux. Beaucoup d'affections épidémiques sont contagieuses, et cette contagion peut se faire par les courants d'air, les vents, les vêtements, et le contact direct des malades. La contagion peut donc se faire à distance aussi bien que par le contact, et la chaleur humide en favorise le développement. La grippe, l'érysipèle, la dysenterie, le croup, le choléra, la variole, la scarlatine, la rougeole et la fièvre typhoïde se développent de cette manière. L'indication de la conduite à tenir en temps d'épidémie résulte de l'exposé qui précède. Lorsqu'une personne vient à se trouver dans un endroit où sévit une affection miasmatique, il faut qu'elle évite le plus possible le contact des malades et qu'elle ne séjourne pas la nuit dans la chambre qu'ils occupent, à moins qu'elle n'y soit retenue par des liens de famille ou d'amitié. Pendant tout le temps qu'on sera placé dans la sphère miasmatique, on observera une hygiène sévère, en s'éloignant le moins possible de son régime habituel ; on évitera les variations brusques de température ; l'alimentation sera saine et légèrement tonique et on ne fera d'excès d'aucune sorte. Les personnes que leur devoir expose au contact des malades auront soin de se laver les mains avec de l'eau chlorurée ou de l'eau phéniquée. S'il s'agit de la variole, tout le monde fera bien de recourir à la révaccination ; cette petite opération n'offre jamais le moindre inconvénient si elle échoue, et donne une grande sécurité si elle est couronnée de succès. Si l'on a affaire au choléra, on trempera les linges et tous les ustensiles qui ont servi au malade dans de l'eau additionnée de 2 grammes d'acide phénique par litre, et on désinfectera les vomissements et les déjections avec quelques cuillerées d'eau de javel. Il est aussi très-important de jeter dans les cabinets d'aisances soit de l'eau phéniquée

au centième, soit du chlorure de chaux sec, car il est
prouvé que les matières des déjections sont une des causes
principales de la propagation du choléra.

Après avoir indiqué les précautions personnelles que
l'on doit prendre en temps d'épidémie, nous croyons devoir renseigner les personnes qui sont près des malades
sur leurs devoirs envers eux. Le premier de tous est d'exé-
cuter très-exactement les prescriptions du médecin relativement aux médicaments, aux aliments et à la température de la chambre. Il faut aussi faire régner, autour du
malade, la propreté, le calme que comporte l'endroit où
il se trouve. Enfin on évitera les émotions, et même les
contrariétés les plus légères qui retardent toujours la convalescence, et on lui épargnera les joies et les peines dont
la vivacité aurait le même effet.

Les gouvernements ont cherché à s'opposer à la propagation des maladies miasmatiques contagieuses par des
quarantaines, c'est-à-dire par l'interdiction pour les voya-
geurs qui arrivent d'un pays où sévit une épidémie, de
circuler sur leur territoire. La quarantaine est aujour-
d'hui réduite à dix jours pendant lesquels les équipages
et les malades restent isolés, et sont soignés dans des hôpitaux particuliers appelés lazarets.

Du sol. — Le sol est la partie superficielle de la terre,
c'est celle qui nous porte, dans laquelle sont implantées
la plupart des plantes, et d'où nous extrayons les substances minérales qui nous sont utiles. Il varie quant à son
aspect et ses propriétés suivant la nature des substances
entrant dans la composition des divers terrains qui le
constituent. L'homme subit d'une manière permanente
l'influence du sol qu'il habite, et, grâce à son intelligence

et à son travail, il peut le modifier dans une certaine mesure, et rendre habitables pour lui les contrées les plus
insalubres. Le sol agit sur l'homme par sa latitude, par
sa hauteur, par son exposition et par l'état de sa surface.
L'agriculture en le modifiant lui fournit à la fois des
moyens de subsistance et d'assainissement. En général, la
surface du sol est plus perméable dans les terrains de
culture ; les terrains boisés ont pour principal caractère
de retenir une grande quantité d'eau, et les terrains
sablonneux sont arides. Jusqu'à un certain point l'état
de l'homme est en rapport avec la composition du sol.
Dans les terrains granitiques formés de roches ignées, la
population est pauvre, mais jouit d'une bonne santé. Le sol
dolomitique, formé de carbonate de chaux et de magné-
sie, qui se rencontre en Italie, en Suisse, en Savoie, est
habité par une population sujette au goître et au créti-
nisme. On n'y rencontre pas de marais et les affections
miasmatiques y sont très-rares. Le sol sub-apennin, composé en grande partie de sulfate de chaux, contient une
grande quantité de matières organiques, les terrains y
sont humides, et partout fertiles ; ils dégagent de nombreux effluves et les maladies paludéennes y sont fréquentes. Enfin, le sol des villes est infecté par les eaux
chargées de détritus organiques qui filtrent à travers les
pavés et les fosses d'aisances et par les fuites de gaz qui y
font périr les arbres des promenades.

Des climats. — Avant d'aborder l'étude des habitations,
il nous reste à parler des climats. On désigne sous ce nom
l'ensemble de toutes les conditions atmosphériques auxquelles est soumis un pays. Nous avons dit que le climat
est surtout caractérisé par la température, et que cette

dernière varie avec la latitude, l'altitude, l'exposition et
le voisinage ou l'éloignement des eaux. Cette division des
climats basée sur la latitude est arbitraire et tous les points
placés sur le même parallèle sont loin d'avoir la même
température, néanmoins on a divisé le globe en cinq zones
qui sont : la zone torride formée par la bande de la sphère
comprise entre les tropiques ; les zones tempérées qui s'é-
tendent des tropiques aux cercles polaires, et les zones
glaciales qui vont de ces derniers aux pôles. Les climats
chauds ont une température moyenne de 20°, il n'y a pas
d'hiver, et il n'y a jamais plus de 8 à 10° d'écart entre les
températures moyennes des saisons extrêmes. Le climat
tempéré est celui de la plus grande partie de l'Europe, la
température moyenne varie de + 10° à + 20°. Les saisons y sont trimestrielles, et la température moyenne des
saisons extrêmes varie de 18 à 20° de différence. Les climats froids ont une température moyenne de + 2° pendant l'été et de — 30° pendant l'hiver. Il est impossible
de déterminer d'une manière générale le climat de la
France. On l'a divisé en cinq régions qui sont le climat
vosgien au N.-E., le climat séquanien au N.-O., le climat
girondin au S.-O., le climat rhodanien au S.-E., et le climat
méditerranéen au midi.

Le climat exerce sur l'homme une influence indiscuta-
ble, et le climat tempéré est celui sous lequel ses qualités
morales et physiques se développent le mieux, et ses habitants sont en général robustes, actifs et industrieux.
Dans les climats chauds la nutrition est languissante et le
système nerveux est prédominant. La plupart des maladies des pays chauds proviennent de trois causes principales, dont la plus active consiste dans les variations brus-

ques de température entre le jour et la nuit ; viennent
ensuite la chaleur excessive qui est une source puissante
d'affaiblissement, et enfin les émanations miasmatiques.
Les règles hygiéniques qui leur conviennent, consistent à
éviter de rester hors des habitations pendant la nuit, à ne
se livrer à aucun exercice fatigant, à manger peu, à se
garder soigneusement des excès alcooliques et à dormir
quelques heures pendant les grandes chaleurs. Ces précautions sont surtout indispensables pendant l'hivernage,
qui est la saison la plus dangereuse, car l'excessive humidité vient se combiner avec une chaleur accablante, et
c'est alors que les miasmes maremmatiques se développent
avec toute leur énergie.

Dans les climats froids la nutrition est très-active, la
respiration se fait largement ; les habitants ont un tempérament lymphatique ou sanguin, leur système nerveux
est peu actif et la sensibilité et l'imagination sont en général peu développées. Les pays froids sont plus sains que
les pays chauds et l'acclimatement y est plus facile, car
l'homme peut plus aisément se soustraire aux conséquen-
ces fâcheuses d'une trop basse température tandis qu'il
ne peut s'abriter contre une chaleur excessive. Les maladies y sont produites par l'action directe du froid, il est
nécessaire de recourir dans ces pays à une alimentation
abondante, composée de substances très-carbonées afin
de suffire aux besoins de la respiration.

Les habitants des climats tempérés ne sont soumis à aucune de ces influences extrêmes, et il leur est facile de se
protéger contre l'action passagère du froid de l'hiver et
des chaleurs de l'été. Les maladies n'y présentent pas ce
caractère particulier qui résulte de la prédominance d'un

système organique ; les saisons y déterminent certaines affections auxquelles il est facile de se soustraire.

Lorsque l'homme vient à changer de pays, et s'éloigne
de son séjour habituel, il ne peut conserver sa santé qu'à
la condition d'adopter des habitudes nouvelles, de plier
son organisation aux conditions de son nouveau séjour et
de se conformer aux usages que l'expérience y a établis.
Mais l'acclimatement ne se fait pas toujours, et les maladies propres au climat revêtent chez les étrangers des caractères et une gravité qu'elles n'ont pas chez les indi-
gènes.

Des habitations.

Conditions générales. — Nous venons de passer en revue les différents modes d'action de l'air atmosphérique
sur l'homme sain ; nous l'avons étudié dans les différents
changements qu'il peut subir dans ses propriétés physiques et chimiques, soit à l'état libre, soit confiné, et nous
avons vu le rôle capital qu'il joue dans la conservation de
la santé et dans la production des maladies. Nous pouvons
donc étudier maintenant les conditions multiples que doit
remplir dans un climat tempéré, comme la France, l'habitation de l'homme ; disons de suite qu'elle exerce sur lui
une action absolument en rapport avec les propriétés de
l'atmosphère qu'elle circonscrit. L'homme ne séjourne
dans son habitation que d'une manière intermittente et
périodique ; elle doit le protéger contre les variations et
les intempéries de l'atmosphère, elle est aussi l'asile de
la famille dont les besoins devraient être la base de ses dimensions et de sa distribution intérieure. Il arrive malheureusement trop souvent que l'hygiène en soit proscrite

3

par la misère et par l'ignorance. L'habitation répond plus
aux exigences de la civilisation qu'à celles de la nature,
particulièrement dans les villes, où l'espace est si mesuré,
et l'on doit veiller surtout à la pureté de l'air qu'on y respire. L'homme est obligé de se contenter du logement
qu'il peut se procurer d'après la place qu'il occupe dans
l'échelle sociale, et celui qui a souci de conserver sa santé
et celle de sa famille aura soin, avant tout, de chercher
un logement salubre, et les sacrifices qu'il fera dans ce
but seront largement compensés par les avantages qu'il y
rencontrera. L'inconvénient du défaut d'espace est moindre à la campagne, car les cultivateurs passent dans les
champs la plus grande partie de leur temps; et dans les
quartiers populeux des grandes villes les étages supérieurs
offrent les meilleures conditions de salubrité. Les ouvriers
soumis à des professions sédentaires, les employés qui
passent une partie de leur journée dans des bureaux mal
aérés et obscurs, doivent particulièrement rechercher
les étages supérieurs où l'air et la lumière pénètrent facilement.

Partout les habitations doivent être construites sur un
sol bien desséché, et autant que possible élevées sur
caves, ce qui les assainit et permet de conserver les aliments. A la campagne, les écuries, les étables, les fosses
à fumier doivent être éloignées du logement principal à
cause de leurs émanations; on évitera le voisinage des
eaux stagnantes, et dans les pays marécageux les ouvertures ne seront jamais placées du côté des marais. Des rideaux d'arbres seront alors très-utiles pour protéger l'habitation, car, en même temps qu'ils purifient l'atmosphère,
ils arrêtent les effluves et les poussières.

Il ne faut jamais se loger dans une maison trop nouvellement construite, à cause de l'humidité qui imprègne
les matériaux ayant servi à la bâtir. Une maison neuve
n'est habitable qu'une année après qu'elle a été achevée.
On devra éviter avec grand soin les chambres sans cheminée où l'air ne peut se renouveler, et ces logements in-
suffisants, encombrés de meubles et d'outils qui servent
à la fois de cuisine, d'atelier et de chambre à coucher à
plusieurs personnes.

Il faut que la chambre à coucher soit assez vaste pour
que chaque personne ait au moins 12 mètres cubes d'air à
sa disposition, car le sommeil cesse d'être réparateur lorsqu'il est pris dans un air vicié. Il est bon que le parquet
soit en bois plutôt que carrelé, et qu'elle ne contienne
pas de meubles inutiles. Chaque chambre doit avoir sa
cheminée, et ne doit rien renfermer pendant la nuit qui
puisse contribuer à l'altération de l'air. On n'y conservera
donc ni animaux ni fleurs, qui agissent comme l'homme
sur l'air en produisant de l'acide carbonique et qui par
leur odeur seule peuvent amener divers accidents dont
les plus communs sont les maux de tête et les vertiges.

Les cuisines dallées en pierre doivent être bien venti-
lées et suffisamment éclairées. Les pierres d'évier doivent
permettre un écoulement facile des eaux ménagères, car,
lorsqu'elles y séjournent, elles exhalent l'odeur infecte et
caractéristique des matières en décomposition. Dans beaucoup de maisons, les eaux ménagères viennent se déver-
ser dans une excavation qu'on appelle puisard ; elles y
sont absorbées et s'y perdent, mais si le sol est imper-
méable, il faut les transporter le plus loin possible.

Les fosses d'aisances doivent être construites en pierre

meulière avec de la chaux hydraulique, et munies d'une cheminée d'appel.

De la ventilation et du chauffage. — Une habitation n'est salubre que si l'air y est suffisamment renouvelé : on arrive à ce résultat au moyen d'appareils variés, usités seulement dans les grands édifices ; mais dans les habitations particulières, l'ouverture des fenêtres et les différents appareils de chauffage peuvent donner une ventilation suffisante. La ventilation doit être en rapport avec la capacité des locaux, le nombre des personnes, le temps de leur séjour. Il faut renouveler l'air autant que possible, pour approcher de la respiration à air libre. Mais il ne suffit pas, pour assainir un local habité, d'ouvrir les portes ou les fenêtres : une couche d'air vicié adhère toujours à la surface des murs et des meubles, et le renouvellement de l'air confiné par l'air extérieur n'est pas suffisant pour l'emporter. Il faut, tandis que la chambre est aérée, faire les lits, secouer les rideaux, essuyer la poussière, et ne refermer les fenêtres qu'après avoir terminé ce travail.

Le chauffage est un moyen très-précieux de ventilation : les conditions de salubrité de tout système de chauffage résident dans l'élévation suffisante de la température et dans le renouvellement incessant de l'air. L'usage du réchaud de charbon ou de braise est dangereux partout où il n'existe pas de courant d'air suffisant, et il ne se passe pour ainsi dire pas de jour qu'on n'ait à enregistrer des accidents qui n'ont pas d'autre cause. Les poêles et les cheminées sont les appareils les plus employés. Les poêles en terre cuite qui s'échauffent plus lentement donnent une température plus constante, et ne produisent pas l'odeur désagréable des poêles métalliques. Les cheminées, bien que plus coûteuses, sont plus salubres, parce qu'elles produisent une plus grande ventilation : elles ont cet avantage de permettre de voir le feu, et de chauffer par un rayonnement direct qu'on peut modérer à sa guise. Quel que soit l'appareil de chauffage auquel on a recours, il faut veiller à ce que le tirage s'opère avec facilité, que la ventilation soit suffisante pour éviter que la fumée se répande dans les appartements.

De l'éclairage. — L'emploi de la lumière artificielle exerce sur la salubrité des habitations la plus grande influence. En effet, la combustion des divers corps destinés à la produire, exige une certaine quantité d'oxygène qu'elle emprunte à l'air respirable, et verse, dans l'atmosphère nécessairement confinée des appartements, différents produits qui pourraient en altérer la pureté, et déterminer l'asphyxie si une ventilation suffisante ne venait pas en neutraliser l'action. La lumière détermine aussi une élévation de température très-appréciable dans les appartements où elle est distribuée en grande quantité, et, sous cette seule influence, plusieurs accidents peuvent se déclarer. On emploie indifféremment les chandelles, les bougies et les lampes alimentées par de l'huile. On a aussi recours depuis quelques années à l'usage de lampes à huile de pétrole. Mais le besoin d'économie peut seul en justifier l'emploi dans les habitations particulières, car elles développent une température élevée, laissent échapper une odeur insupportable, et leur maniement n'est pas sans danger. Presque partout, les bougies et les lampes à huile qui donnent une clarté vive et soutenue constituent le mode habituel d'éclairage, et c'est celui auquel on doit donner la préférence. L'éclairage au gaz devrait être aussi banni des habitations particulières, à cause de l'intensité et de la mobilité de sa lumière, et du danger d'explosion qu'il présente lorsqu'il s'accumule dans un appartement et qu'il se mélange à l'air. Il faut donc se garder de pénétrer avec une lumière dans une pièce où son odeur est sensible, car dans ce cas l'explosion est inévitable.

Les accidents produits par le défaut d'air respirable ou par l'empoisonnement par la vapeur de charbon sont à peu près les mêmes, ainsi que les moyens d'y remédier. La première chose à faire est d'éteindre le feu et d'ouvrir les fenêtres, et d'exposer le malade au grand air, la tête et la poitrine un peu plus élevées que le reste du corps. On fera ensuite des frictions sur tout le corps, et particulièrement sur la poitrine, avec des linges imbibés d'eau vinaigrée ou d'eau-de-vie. On pourra même, en attendant le médecin, administrer un lavement d'eau salée : lorsque les signes d'asphyxie seront dissipés, on couchera le malade dans un lit bien bassiné et on lui fera prendre quelques cuillerées de vin chaud. Tous ces soins doivent être administrés promptement et continués avec persévérance, quand bien même l'individu paraîtrait mort, car on a vu des asphyxiés ne reprendre connaissance qu'au bout de plusieurs heures.

CHAPITRE III

DE L'ALIMENTATION.

Nous avons vu que l'homme éprouve par le fait même de l'exercice de ses fonctions des déperditions incessantes; il ne tarderait pas à mourir s'il ne recevait de temps à autre de nouveaux matériaux propres à réparer ses pertes; ce sont ces matériaux qui constituent les aliments.

On désigne sous le nom général de subsistances tout ce qui est nécessaire à l'alimentation, et de tout temps on a reconnu l'influence constante et fatale qu'exerce sur le mouvement de la population, sur sa mortalité, la cherté des vivres, l'abondance ou la disette. Suivant que l'alimentation est bien ou mal dirigée, elle conserve ou tue, en prévenant ou en occasionnant un grand nombre de maladies.

Définition des aliments. — On appelle aliments les substances propres à fournir au sang les matériaux dont il a besoin, et à entretenir la combustion respiratoire. Presque tous sont de nature organique, mais quelques substances minérales, comme le sel, sont indispensables à la nutrition.

En résumé, c'est le sang qui fournit les matériaux de la réparation et de l'accroissement de nos organes, et c'est à

lui que doivent aboutir toutes les substances qui partici-
peront à leur composition et à leur entretien. Il en résulte
qu'une substance sera d'autant plus nutritive qu'elle se
rapprochera de la constitution du sang, et elle sera d'autant plus digestive qu'elle se transformera plus rapidement
en partie substantielle du sang.

Division des aliments. — On divise les aliments, d'après
leur origine : en aliments animaux, tels que les œufs, le
lait, la viande ; en aliments végétaux, tels sont les fruits,
les graines, les céréales, et enfin en aliments minéraux,
tels que l'eau, le phosphate de chaux et le sel.

Sous le rapport de leurs principes immédiats ou de
leur composition chimique, les substances alimentaires
peuvent se diviser en deux classes. On distingue les aliments azotés ou quaternaires composés d'oxygène, d'hydrogène, de carbone et d'azote, et les aliments non azotés
composés seulement d'oxygène, d'hydrogène et de carbone. Les premiers sont l'albumine, la caséine, la fibrine
et la gélatine qui constituent la chair et le sang des animaux. Les aliments non azotés, ternaires ou hydro-car-
bonés comprennent le sucre, les graisses, la fécule et la
gomme. Les aliments azotés appelés aussi aliments
plastiques ou réparateurs sont seuls capables de se transformer en sang et de fournir par conséquent les éléments
de nos tissus et de nos organes. Les aliments hydro-car-
çonés ont reçu le nom d'aliments respiratoires parce
qu'ils se transforment en produits combustibles que la
respiration utilise.

La vie ne peut être entretenue que par ces diverses
substances réunies, et la diversité et le mélange des aliments sont une des lois de l'alimentation de l'homme :

cette nécessité dépend de ce que les proportions d'azote, de carbone et d'hydrogène voulues ne se trouvent pas dans une substance unique, et qu'il faut compenser en prenant à divers aliments ce qui manque à chacun d'eux. Les aliments sont complets lorsqu'ils fournissent à la fois les matériaux de la combustion qui produit la chaleur animale, et les éléments nécessaires à l'accroissement et au renouvellement de nos organes. Nous citerons comme aliments complets, les viandes et les céréales.

Les aliments sont incomplets quand ils ne remplissent qu'une de ces conditions : tels sont le sucre, la gomme, l'albumine, la fibrine, lorsqu'ils sont employés seuls. Les fonctions n'y trouvent pas alors les éléments nécessaires à leur activité et les empruntent à l'organisme ; il ne tarde pas à en résulter un état de souffrance et de maladie.

Enfin, au point de vue des besoins qu'ils sont appelés à satisfaire, les aliments ont été divisés en aliments proprement dits dont le rôle est d'apaiser la faim et de réparer avec nos forces les matériaux de notre organisme ; en boissons qui étanchent la soif et réparent les pertes incessantes produites par la transpiration et les autres sécrétions, enfin en condiments ou assaisonnements qui excitent ou favorisent les sécrétions du tube digestif, et rendent ainsi la digestion plus prompte et plus complète.

Des aliments et de leur préparation.

Au point de vue de l'hygiène, les aliments doivent être étudiés non pas dans les principes élémentaires qui leur donnent leurs propriétés nutritives, mais tels que nous les offre la nature. C'est dans leurs propriétés essentielles

que réside leur pouvoir nutritif, qui n'est pas toujours
en rapport avec leur digestibilité, qui est le résultat de
leurs propriétés physiques; en effet, la saveur, l'odeur, la
densité exercent sur elle une influence très-manifeste et
que tout le monde a pu apprécier. Nous ne saurions énumérer ici toutes les substances qui peuvent entrer dans
l'alimentation de l'homme; nous devons nous borner à
indiquer celles qui sont d'un usage pour ainsi dire uni-
versel, en disant quelques mots des dangers qu'elles occasionnent quelquefois et des moyens d'y remédier.

Presque toutes les substances qui concourent à la
nourriture de l'homme ont besoin d'être modifiées par
différentes préparations, et celles qu'on leur fait subir
exercent une grande influence sur leur digestibilité. Quel
que soit le mode de préparation qu'on ait choisi, il importe d'avoir le plus grand soin de se servir d'ustensiles
de cuisine parfaitement entretenus, pris parmi ceux qui
sont inaltérables. On rejetera donc absolument les vases
en plomb, et on ne conservera jamais dans des vases en
cuivre mal étamés aucun corps gras, acide ou alcalin,
car ils donnent lieu à la production de sels très-vénéneux.
La faïence, le grès, le fer émaillé doivent être préférés
à tous les autres vases pour les usages domestiques.
Lorsqu'on est empoisonné par des aliments préparés dans
un vase de cuivre, les signes de l'empoisonnement ne se
déclarent que huit à dix heures après le repas. On éprouve
à la gorge une saveur âcre et cuivreuse, la langue se
sèche et la soif est vive. Des douleurs déchirantes se font
sentir dans tout le ventre et il survient des vomissements
et des selles abondantes. Il faut se hâter de faciliter les
vomissements, et de faire boire au malade de l'eau albu-

mineuse préparée en battant de quatre à six blancs d'œufs
dans un litre d'eau.

On fait cuire les aliments de différentes façons : le
rôtissage et le grillage rendent les viandes savoureuses
et toniques ; la cuisson dans l'eau s'applique surtout aux
substances végétales, elle les ramollit et enlève à quelques-unes les principes acides ou âcres qu'elles contiennent ; chez certaines autres, elle développe le principe
sucré. La cuisson à l'étuvée ne laisse perdre aucun des
sucs de la viande et la ramollit suffisamment. Les
chairs boucanées ou salées, ou macérées dans l'huile ou
le vinaigre contractent une saveur forte, âcre et irri-
tante, et ne sauraient en aucun cas remplacer la viande
fraîche.

Des différents aliments. — Parmi les aliments tirés du
règne animal nous trouvons d'abord le lait, qui est pour
toutes les classes de la société, pour tous les âges, et sous
les formes les plus diverses, un aliment de première nécessité. C'est le seul aliment complet que nous offre la
nature. C'est lui qui fournit le beurre et les différentes
espèces de fromage. Il est regrettable qu'il soit si souvent
altéré. Tantôt on l'écrème et on l'étend d'une certaine
quantité d'eau, tantôt on cherche à rendre à ce lait addi-
tionné d'eau sa couleur de lait pur en y ajoutant de la
farine ou de l'amidon. Ces falsifications se reconnaissent
au moyen d'instruments particuliers qui permettent de
déterminer la quantité d'eau qu'il contient. Le lait peut
se conserver par l'ébullition, ou dans la glace ; le bicar-
bonate de soude dans la proportion de 1 gramme par
litre, en saturant l'acide lactique et en empêchant la fermentation, permet de le conserver quelque temps. Après

le lait, viennent les viandes de boucherie dont la digestibilité varie suivant l'âge et l'alimentation des animaux
qui la fournissent. On sait que c'est avec la viande de
bœuf qu'on prépare le bouillon : c'est une dissolution
dans l'eau de toutes les parties solubles de la viande.
C'est à tort que l'on croit cette préparation très-nourris-
sante, car elle ne contient pas d'albumine, partie essentielle de la chair musculaire, cette substance devenant
insoluble et se coagulant par l'effet de la chaleur. Le
bouillon n'est véritablement utile que lorsqu'il est très-
agréable, car il provoque une sécrétion générale des sucs
digestifs, ce qui a toujours lieu dès que le goût est agréa-
blement impressionné.

Nous nous contenterons de citer parmi les autres aliments fournis par le règne animal, les volailles, les œufs, le
gibier, le poisson, quelques mollusques et quelques anne-
lés. Il faut faire un usage très-modéré des viandes salées,
du poisson salé, et de la charcuterie fumée, qui sont
d'une digestion difficile; si cette dernière est incomplète-
ment cuite, elle peut contenir des germes de parasites qui
se développent chez l'homme et compromettent sa santé
et même sa vie.

Dans certaines circonstances mal connues, quelques
poissons, les huîtres, les moules occasionnent de la diarrhée, des coliques, des vomissements et des crampes
accompagnées d'une éruption d'urticaire et de bouffissure
générale. Ces accidents cèdent assez rapidement à l'ad-
ministration d'un vomitif et de boissons acides ou vi-
naigrées.

Parmi les aliments qui proviennent d'origine végétale
nous mentionnerons les pommes de terre, les fruits, les

légumes frais ou secs, et surtout les céréales, qui constituent en Europe la base de l'alimentation. Parmi ces dernières, nous trouvons en premier lieu le blé dont la farine sert à la fabrication du pain. Pour être de bonne qualité, le pain doit être blanc, poreux et bien levé; il est indigeste lorsqu'il est encore chaud ; c'est l'aliment qui convient le mieux à tous les âges et à toutes les constitutions de l'homme. Le pain se conserve mal lorsqu'il est placé encore chaud dans un endroit renfermé; il ne tarde pas dans ce cas à se couvrir de moisissure. A la campagne, on a trop souvent la mauvaise habitude de le cuire à des intervalles trop éloignés, et pendant les temps humides, il contracte aussi des moisissures dangereuses pour la santé; c'est donc une bonne précaution à ces époques de cuire le pain à des intervalles plus rapprochés.

On fait aussi avec le seigle un pain d'un goût agréable et qui a la propriété de se conserver longtemps frais. Mais le seigle est quelquefois envahi par un champignon qui le rend dangereux : le seigle ergoté produit en effet des accidents nerveux, et assez souvent la gangrène, et on a confondu sous le nom d'ergotisme les accidents qui surviennent chez les personnes ayant fait usage de pain dont la farine contenait une certaine quantité d'ergot. Il faut donc séparer avec soin les grains altérés des grains sains du seigle destiné à la nourriture.

Il nous reste à indiquer parmi les céréales le riz et le maïs : le premier forme la base de la nourriture de plusieurs millions d'hommes. C'est la plus riche en fécule de toutes les céréales, mais comme il ne renferme presque pas de gluten ou de matière azotée, il est impossible d'en faire du pain. Le maïs est dans le même cas, on le mange surtout sous forme de bouillie épaisse et, en le mêlant avec du blé, on peut en faire un pain qui est lourd et difficile à digérer. Il règne dans les pays où le maïs forme la base de l'alimentation une endémie terrible qu'on désigne sous le nom de pellagre et qu'on attribue à son usage ; cette affection n'atteint que des individus débiles et affaiblis par la misère.

Dans beaucoup de pays, on fait usage des champignons ; beaucoup sont vénéneux, et il n'y a malheureusement aucun moyen certain à la portée de tout le monde de distinguer les bons champignons des mauvais.

Lorsque, sept ou huit heures après qu'on en a mangé, il survient un malaise général, de la soif, des coliques, des sueurs froides et des envies de vomir, il faut se hâter de prendre un vomitif et de boire ensuite du jus de citron, ou de l'éther à la dose de 4 à 8 grammes dans 120 grammes d'eau pure.

On a donné le nom d'assaisonnements à diverses substances qui ajoutent à la saveur propre des aliments et qui en modifient la digestibilité. Tels sont le sel, qui est sans contredit le plus nécessaire, car la nutrition dépérit quand il fait défaut ; il se trouve en effet dans toutes les sécrétions et le sang en contient une quantité sensiblement constante ; viennent ensuite le sucre, le vinaigre, la moutarde, le poivre, et différentes autres plantes aromatiques qui ont pour effet de stimuler l'estomac et de rendre ainsi la digestion plus facile. Très-utiles lorsqu'on en fait usage avec mesure, leur abus présente de graves inconvénients.

Des boissons.

De l'eau. — Arrivons de suite aux boissons, et disons quelques mots des principales. Au point de vue hygiénique, on peut les diviser en boissons aqueuses, en boissons fermentées, en boissons alcooliques distillées et en boissons aromatiques.

L'eau, répandue dans l'univers sous toutes les formes, constitue la boisson habituelle de l'homme. Elle doit remplir, pour être propre à cet usage, certaines conditions sans lesquelles elle est d'autant plus malsaine que son action est incessante, et dans le plus grand nombre de circonstances inévitable.

Ses qualités sont généralement en rapport avec la nature du sol. L'eau, pour être bonne, doit être limpide, inodore, d'une saveur agréable, tempérée en hiver, fraîche en été. Elle doit dissoudre le savon sans former de grumeaux, être propre à la cuisson des légumes secs, bouillir sans se troubler, contenir en dissolution une certaine quantité d'air; enfin, elle doit être privée de matières organiques. Lorsque la quantité de sels de chaux qu'elle contient dépasse $\frac{1}{1000}$, elle est impropre à l'alimentation.

Les qualités que nous venons d'énumérer ne se rencontrent pas toujours dans l'eau dont l'homme doit se servir, et différents procédés ont été inventés pour corriger son insalubrité, et l'approprier à son usage. L'eau se purifie par le repos et par l'ébullition. L'alun, dans la proportion de 5 à 10 centigrammes par litre, précipite l'argile qu'elle tient en suspension; mais le meilleur moyen de purifier l'eau est le filtrage, et l'on doit toujours y avoir recours, car il est rare que les eaux de source, de rivière ou de puits, ne soient pas troublées quand il pleut, et les filtres ont la propriété de retenir les particules terreuses qui s'y trouvent suspendues. Les filtres sont composés d'un réservoir dans lequel l'eau traverse des couches de grès, de sable ou de charbon avant d'être tirée par un robinet placé à la partie inférieure de l'appareil. Les tubes de distribution de l'eau dans les maisons doivent être en étain, et il faut rejeter d'une manière absolue les tuyaux en plomb.

L'eau désaltère et rafraîchit, elle favorise la digestion en diminuant la densité des matières contenues dans l'estomac et les intestins ; elle sert à la nutrition en réparant les pertes du sang. La quantité nécessaire à l'alimentation varie suivant l'âge, l'habitude, la constitution. Prise en trop grande quantité, elle distend l'estomac, délaye le suc gastrique, l'empêche de dissoudre les aliments et trouble la digestion. Prise à une température de 10 à 15°, elle ne produit que des effets salutaires ; lorsqu'elle est tiède, elle détermine des vomissements. L'eau très-froide et bue sans mesure lorsque le corps est couvert de sueur peut amener des maladies très-graves, telles que des pleurésies ou des fluxions de poitrine. Il faut donc éviter avec soin d'en faire usage après tout exercice violent ou prolongé.

Du vin. — Si l'eau est la boisson la plus naturelle et la plus salubre, elle n'exclut pas l'utilité des boissons fermentées. On en trouve le goût et l'habitude dans le monde entier, et dans bien des circonstances l'emploi du vin est d'une nécessité impérieuse. On sait que le vin est le produit de la fermentation du jus de raisin. Il contient de l'alcool dans une proportion qui varie de 7 à 25 p. 100 ; de la matière sucrée, du tannin, et une substance aroma-

tique qui constitue ce qu'on appelle le bouquet. Le
nombre des variétés du vin est infini; les vins diffèrent par
la couleur, la saveur, la force, quoiqu'ils renferment les
mêmes principes constituants. Leur qualité provient non-
seulement de leur origine, mais encore du climat, de la
nature du sol, du mode de culture de la vigne, et des
circonstances météorologiques. Le vin agit surtout par
l'alcool qu'il contient, et de toutes les boissons fermentées
c'est celle qui exerce l'action la plus salutaire sur l'économie. Le vin est d'une digestion facile et peut suppléer
à l'insuffisance des aliments ; car, si l'on excepte les matières grasses, il représente dans sa composition presque
toutes les substances dont l'organisme a besoin pour son
entretien et pour sa réparation. Pris avec modération, il
nourrit, relève les forces, excite le cerveau, et éteint la
fatigue ; pris en excès, il détermine des accidents trop
fréquents que nous aurons à étudier tout à l'heure en
parlant de l'alcool. Il ne faut pas perdre de vue que l'état
social où nous vivons a créé des conditions de régime
auxquelles on doit se soumettre, et, bien loin de prêcher
l'abstinence absolue du vin et même des boissons alcooliques, nous nous bornons à conseiller la tempérance. Un
homme adulte et bien portant, qui travaille, peut con-
sommer environ un litre de vin dans sa journée et à ses
repas.

Malheureusement le vin est trop souvent falsifié, et la
proportion d'alcool qu'il contient est tantôt diminuée, et
tantôt augmentée. Il arrive très-fréquemment que l'on
mêle des vins faibles avec des vins du Midi auxquels on
ajoute de l'alcool et une quantité d'eau variable. Cette
tromperie est difficile à constater, et, au surplus, n'en-

traîne aucun danger pour la santé. On ajoute quelquefois
au vin de la litharge, de l'alun, des matières colorantes,
et cette fraude, qui peut rendre le vin très-dangereux, est
facile à dévoiler.

Parmi les autres boissons fermentées nous citerons la
bière, qui se fabrique habituellement avec le houblon et
l'orge germée, que l'on peut remplacer par toute autre
céréale. Il s'en fait en France une consommation qui devient chaque jour plus considérable. La bière de bonne
qualité est une excellente boisson, elle apaise la soif, se
digère facilement, stimule l'estomac à cause du principe
amer qu'elle contient, et est jusqu'à un certain point ré-
paratrice, car elle renferme des matières azotées et sucrées.
Prise en trop grande quantité, elle active la sécrétion uri-
naire, charge l'estomac, et alourdit la tête. La bière de
mauvaise qualité occasionne des coliques, et l'ivresse
qu'elle détermine est lourde et abrutissante.

Nous ne ferons qu'indiquer le cidre et le poiré dont on
fait une grande consommation dans certains pays. En général, ces boissons se conservent mal, elles se consom-
ment dans les lieux mêmes de production, et, lorsqu'elles
sont faites avec de mauvais fruits, elles deviennent indi-
gestes, malsaines et peuvent produire divers accidents.

Des boissons alcooliques distillées. — Les boissons alcooliques distillées connues aussi sous le nom de liqueurs proviennent de la distillation du vin et des autres liquides
contenant de l'alcool. Un grand nombre de fruits sont
comme le raisin susceptibles de subir la fermentation alcoolique, et l'on trouve aujourd'hui des alcools de toute
nature dont le goût et la qualité diffèrent singulièrement
de l'alcool du vin. Ils se répandent de plus en plus dans

le commerce, au grand détriment de la santé publique,
car ils entraînent des abus que l'on signale tous les jours.
Telles sont les eaux-de-vie de marc qui contiennent une
huile empyreumatique qui les rend plus enivrantes et plus
dangereuses, le rhum, le kirsch, le genièvre et l'absinthe,
sans contredit l'une des plus funestes; personne n'ignore
les ravages qu'elle a causés parmi les soldats de l'armée
d'Afrique, et l'on ne saurait trop faire connaître les dangers qu'elle entraine. Toutes ces boissons ont une action
commune, qui provient de la proportion d'alcool qu'elles
contiennent, et une action spéciale due aux substances si
variées qui entrent dans leur composition ; il est aujour-
d'hui parfaitement démontré que les qualités si nuisibles
de l'absinthe tiennent à l'essence même qui sert à la fa-
briquer, et que c'est elle qui détermine les accidents
épileptiformes auxquels sont si sujets les buveurs d'absinthe.

Nous prendrons comme type de l'action physiologique
de toutes ces boissons, celle qu'exerce l'eau-de-vie, c'est-
à-dire l'alcool pur, étendu de son volume d'eau. Prise ex-
ceptionnellement et en petite quantité, l'eau-de-vie peut
rendre certains services ; elle réchauffe l'homme, le ra-
nime, favorise la circulation, et contribue à lui fournir le
calorique nécessaire pour résister aux intempéries de
l'hiver. La stimulation générale qu'elle produit réagit sur
l'état moral et intellectuel, mais avec des différences
aussi marquées que le caractère des personnes qui en
font usage. Hâtons-nous de dire que si son action est
prompte et énergique, son utilité n'est que passagère et
que son abus détermine des accidents nombreux et redoutables, car l'alcool passe dans le sang et dans tous les

organes dont il modifie profondément les tissus et les
fonctions. L'alcool absorbé en trop grande quantité
peut amener la mort très-rapidement ; il produit toujours des troubles du système nerveux, tels que le tremblement alcoolique et les convulsions, et des troubles du
système digestif dont les principaux et les plus communs
sont la perte de l'appétit et des vomissements de matières
glaireuses qui ont surtout lieu le matin. Il en résulte que
la nutrition s'interrompt, et que l'individu dépérit, que
ses facultés comme ses forces vont toujours en décroissant,
et qu'il arrive insensiblement jusqu'à l'abrutissement et
à la mort.

Nous avons déjà constaté l'empire de l'habitude ; nulle
part il ne se manifeste avec autant de force que chez les
personnes qui se laissent aller à l'usage de l'alcool.
L'homme cherche d'abord dans l'usage des liqueurs un
plaisir passager, mais la pente est facile : il passe vite de
l'excès isolé aux habitudes d'ivresse, et tombe rapidement
dans toutes les misères morales et physiques qui sont
l'apanage de l'ivrognerie. Personne n'ignore combien
l'ivresse a produit de fautes et de crimes. Si l'habitude
devient invétérée, l'ivrogne est perdu, sa raison l'abandonne, et il trouve au bout de sa route l'hôpital, la prison
ou Bicêtre. Sa famille subit le contre-coup de ses excès, et
la discorde et la misère en sont toujours le résultat. Les
maladies épidémiques sévissent de préférence sur les
ivrognes, et les maladies aiguës dont ils sont atteints se
compliquent trop souvent de délire furieux qui par sa
violence peut mettre le malade en danger, et qui dans
tous les cas rend sa guérison plus difficile. Tout le monde
sait que l'ivresse est la cause d'un grand nombre d'acci-

dents, et les chirurgiens ont constaté d'une façon unanime qu'elle exerce sur la marche des blessures et sur le résultat des opérations l'influence la plus funeste.

Toute boisson alcoolique prise en dehors des repas agit beaucoup plus rapidement et avec beaucoup plus d'énergie sur les organes, particulièrement sur l'estomac et le cerveau, et amène les troubles digestifs et le tremblement nerveux que nous avons signalés. L'habitude de tuer le ver en prenant à jeun un verre d'eau-de-vie, si fréquente dans beaucoup de villes, est donc absolument contraire aux lois de l'hygiène, et on ne saurait trop en détourner les ouvriers, car cet usage a pour conséquence forcée les accidents dont nous venons de parler.

On a prétendu que les tissus saturés d'alcool et les vapeurs qui en émanent étaient capables de prendre feu spontanément à l'approche d'un corps enflammé. Quoi qu'il en soit, il est certain que des ivrognes sont parfois brûlés vifs en tombant dans le feu, ou en mettant inconsciemment le feu à leur lit ou à leurs vêtements.

L'ivresse est une espèce d'aliénation mentale passagère qui se termine quelquefois par une mort apparente et dans quelques cas par la mort réelle. Il est donc utile de connaître les moyens de la dissiper le plus tôt possible et d'en atténuer les effets. Il faut placer le malade dans un air pur, le débarrasser des vêtements qui le gênent, et lui enlever sa cravate ; en même temps on lui appliquera sur le front et les tempes des compresses trempées dans de l'eau vinaigrée. On aura soin de le préserver du froid, car la circulation se ralentit chez l'homme ivre, les vaisseaux profonds se congestionnent et l'asphyxie peut en être le résultat. Si l'ivresse est légère, elle se dissipe après l'absorption de quelques tasses de thé, ou de 10 à 12 gouttes d'ammoniaque étendues dans un verre d'eau. S'il y a des nausées et des vertiges, on devra favoriser les vomissements et donner ensuite de la limonade dans le but d'apaiser la soif, qui est toujours très-vive.

Nous dirons en terminant qu'il ne faut user des boissons alcooliques que rarement et avec sobriété, afin d'éviter d'en contracter l'habitude, qu'il ne faut jamais y avoir recours à jeun, et que les enfants doivent s'en abstenir, partout et toujours.

Boissons aromatiques. — Les boissons aromatiques les plus usitées sont le café et le thé. L'infusion de café bien préparée est une boisson très-agréable et recherchée de tout le monde. On la prend chaude ou froide. L'infusion de café constitue à la fois une boisson tonique et fortifiante. Le café chaud facilite la digestion, mais le calorique est alors un élément capital de son action, il abat les fumées stupéfiantes du vin et des liqueurs, et peut dans une certaine mesure prévenir l'ivresse. Il accélère et augmente la force de la circulation, excite l'esprit, et stimule doucement le cerveau. Il possède les avantages des boissons alcooliques sans avoir aucun de leurs inconvénients. On doit en recommander l'usage pendant les grandes chaleurs de l'été à la place de toutes les boissons fermentées que l'on prend entre les repas. Le seul inconvénient du café est d'empêcher le sommeil et d'agiter pendant la nuit les personnes nerveuses qui ne sont pas habituées à son usage.

Le café au lait est très-généralement employé comme repas du matin. Lorsqu'il est préparé avec de bon lait, il a toutes les qualités d'un aliment agréable et très-suffisamment réparateur et dont l'usage est sans danger.

Le thé jouit comme le café de propriétés excitantes et nutritives, mais à un moindre degré. Il produit aussi chez les personnes nerveuses des accidents qui doivent les y faire renoncer. Son usage est moins répandu en France que celui du café, à qui nous donnons la préférence.

Du régime.

Il nous reste, pour terminer ce que nous avons à dire de l'alimentation à étudier le régime au double point de vue de la qualité et de la quantité des aliments. Nous avons eu occasion d'insister sur le rôle capital que joue une alimentation bien entendue sur la conservation de la santé ; elle peut en effet suppléer au défaut ou à l'imperfection de beaucoup de conditions hygiéniques, et c'est après l'air l'instrument le plus puissant pour modifier la constitution de l'homme. Nous avons montré, en étudiant les aliments complets et les aliments incomplets, que l'alimentation peut être insuffisante aussi bien sous le rapport de sa nature que sous celui de sa quantité. Le régime doit varier suivant les différentes situations de la vie, et on ne saurait le déterminer par des prescriptions absolues. Il doit être en rapport avec l'âge, et soumis aux habitudes, aux tempéraments, à la constitution, aux saisons, et nous allons passer en revue le régime qui convient le mieux à ces diverses circonstances.

Ration. — On entend par ration la quantité d'aliments nécessaires à un homme pendant une journée, et on comprend que la détermination des éléments qui la composent offre un très-grand intérêt au point de vue de l'hygiène. Nous la diviserons en deux parties : la ration d'entretien et la ration de travail. La quantité de substances azotées et hydro-carbonées suffisantes à entretenir la chaleur animale et à réparer les pertes continuelles des divers organes constitue la ration d'entretien. Cette partie de la ration suffit à l'homme oisif ou sédentaire, mais il n'en est plus ainsi pour celui qui travaille dix ou douze heures par jour, car il fait une plus grande dépense de sa substance et doit évidemment prendre une plus grande quantité de nourriture, qui correspond à la ration de travail. Un sentiment instinctif avertit l'homme de la conduite qu'il doit tenir relativement à son alimentation ; elle est excessive toutes les fois qu'elle est poussée au delà du sentiment naissant de la satiété, et le moindre de ses dangers est l'indigestion.

Le régime peut être purement animal, ou végétal, ou mixte, c'est-à-dire composé d'aliments tirés de ces deux règnes de la nature, et c'est ce dernier qui est le meilleur. On a constaté qu'un homme adulte qui travaille, consomme environ 20 grammes d'azote et 300 grammes de carbone par 24 heures ; il suffit donc, pour avoir une ration convenable, d'introduire dans l'économie sous forme d'aliments un poids égal de ces deux principes, et on a trouvé que 150 grammes de viande, 1 kilogramme de de pain et 200 grammes de matières végétales grasses ou sucrées correspondent à cette quantité.

Du régime suivant les âges. — Le lait doit être la nourriture unique de l'enfant qui vient de naître et l'allaitement maternel est celui qui lui convient le mieux ; malheureusement il est surtout en France et dans les grandes villes comme une entrave dont on se débarrasse trop aisément, et il y a sous ce rapport un relâchement trop réel dont l'hygiéniste doit arrêter les progrès. En effet, le dénombrement de la population française de 1872 accuse une diminution de 370,000 habitants sur le recensement précédent, abstraction faite des deux provinces conquises, et cette différence provient pour la plus grande partie de la mortalité des enfants en bas âge. Cette mortalité est due à la persistance de pratiques vicieuses et de préjugés que l'ignorance entretient sur les soins à donner aux enfants et en particulier sur l'alimentation prématurée.

La présence de l'enfant constitue seule le foyer domestique, et, indépendamment de cette raison morale, il est certain que tout ce qui éloigne le nouveau-né de sa mère devient pour lui une cause de souffrance et trop souvent de mort. Le médecin devrait toujours être consulté pour savoir si la mère peut nourrir, et pour choisir une nourrice, car les exemples de maladies contagieuses communiquées sont fréquents, et lui seul est capable de les reconnaître. Ce n'est que la nécessité qui doit forcer à envoyer les enfants loin du lieu où ils sont nés, car il est prouvé que les dangers du voyage et les privations qui leur sont imposées élèvent la mortalité de plus de 50 p. 100. Enfin l'allaitement mercenaire, à la campagne, brise tous les liens de famille et est une cause puissante de démoralisation.

Lorsque l'enfant a grandi, il faut l'habituer peu à peu au régime ordinaire du ménage dont on exclura la charcuterie, les épices, les pâtisseries et les vins forts. On se figure bien à tort donner de la force aux enfants en leur faisant boire du vin pur; on n'arrive qu'à leur abîmer l'estomac, à exciter prématurément leur système nerveux, et à retarder leur croissance.

Les vieillards ont besoin d'aliments d'une digestion facile, car l'appétit diminue avec le besoin de réparation. La difficulté de la mastication leur fait rechercher surtout les aliments de consistance médiocre : leurs digestions sont pénibles et lentes, et la tempérance est pour eux la première condition du bien-être. Comme ils ont une disposition naturelle pour la gourmandise, il faut bien veiller à ce qu'ils ne se laissent pas entraîner au delà des limites que leur impose la médiocrité de leurs besoins, car l'indigestion est la plus redoutable ennemie de la vieillesse. En un mot, le régime des vieillards doit tendre à conserver et non plus à développer. Leur principal repas doit être pris vers le milieu du jour, et celui du soir doit être plus léger.

Il nous faut dire un mot de l'alimentation pendant la convalescence. Cet état intermédiaire entre la maladie et le retour à la santé est surtout caractérisé par la diminution d'énergie de toutes les fonctions qui, ébranlées par la maladie, rétablissent peu à peu leurs rapports avec les influences extérieures. La faim est une des premières manifestations de la convalescence, mais il ne faut la satisfaire que dans une certaine mesure proportionnée à la faculté digestive, et avec des aliments en rapport avec les habitudes individuelles. Il faut multiplier les repas, et manger peu chaque fois, et suivre avec autant de soin que pendant la maladie les prescriptions des médecins relatives au régime.

Les repas. — Il ressort des détails qui précèdent qu'à tout âge, la meilleure nourriture consiste dans le choix d'un petit nombre d'aliments simples préparés avec soin et suffisamment variés pour soutenir l'appétit. La ration ne se

répartit pas d'une manière égale entre les repas, et la
quantité et la nature des aliments qui les constituent va-
rient suivant l'emploi du temps et les coutumes. Les
heures des repas ne doivent être ni trop rapprochées ni
trop éloignées : dans le premier cas l'estomac se fatigue
et la digestion est incomplète, dans le second la faim ne
peut être apaisée que par l'ingestion d'une masse d'aliments trop considérable à la fois, et il en résulte des digestions laborieuses accompagnées d'assoupissement et de
roubles divers.

Le temps nécessaire à la digestion varie de trois à six
heures, c'est après ce terme que l'appétit renait; il importe donc que les repas soient pris à des heures régu-
lières et que l'habitude ramène la faim aux mêmes heures,
afin que le besoin de nourriture soit satisfait au moment
où il se fait sentir.

L'intervalle le plus convenable est d'environ six heures
pour les personnes adultes qui travaillent. Une fois que
les heures du repas sont fixées, il faut s'abstenir de manger dans leur intervalle, car l'appétit qui se manifeste
alors est illusoire et prompt à se dissiper.

Pendant l'hiver, où l'assimilation est plus active, la
nourriture doit être plus abondante, et elle est mieux
supportée que pendant les chaleurs de l'été.

Après le repas, il est utile de faire un exercice modéré,
mais il faut éviter de se livrer immédiatement à des travaux pénibles et à des courses précipitées. La sieste est
sans danger pour les personnes affaiblies par la maladie,
par la fatigue et par les grandes chaleurs, pour les petits
enfants et les vieillards, mais elle est nuisible pour ceux
qui mangent beaucoup, et le besoin de dormir après le

repas est le plus souvent l'indice d'une digestion laborieuse. On le prévient en diminuant la quantité des aliments, en les choisissant d'une digestion plus facile, et en prenant un peu d'exercice au sortir de table. Il faut donner à la nature ce qu'elle réclame, et ne pas oublier que ce qui n'est pas nécessaire est toujours nuisible.

CHAPITRE IV

DES SOINS CORPORELS.

Il est reconnu que le niveau de la santé et de la **vigueur** physique baisse d'une manière sensible; cela tient aussi bien à l'oubli des exercices physiques et des soins hygiéniques que l'on néglige, qu'à l'entraînement des passions si fortement excitées de nos jours. Nous nous proposons dans ce chapitre d'indiquer les pratiques qui nous paraissent indispensables pour entretenir le corps en bon état, et pour s'opposer à son affaiblissement. Nous trouvons en premier lieu la propreté, si absolument nécessaire à la conservation de la santé, et si habituellement négligée. Elle doit s'étendre non-seulement au corps de l'homme, mais à tout ce qui le touche et à tout ce qui l'entoure. Nous nous occuperons ensuite des vêtements qu'il doit choisir pour se protéger, et des mouvements et des exercices auxquels il doit se soumettre pour acquérir la force et la vigueur, et qui concourent pour une si large part au développement de la santé et à la régularité de la vie.

De la propreté.

Nécessité de la propreté. — La peau est, comme nous l'avons vu, le siége du tact; sa sensibilité appartient à

4.

toute sa surface, mais varie notablement suivant les différentes parties du corps, et joue par conséquent un grand
rôle dans la vie de relation. Si elle protége et défend les
organes qu'elle recouvre, elle a de plus la faculté de trans-
pirer et de donner passage à des liquides dont la sortie est
indispensable au maintien de la santé, et sous ce rapport
on peut dire qu'elle est un des principaux agents de la
vie organique. C'est par elle que la nature se débarrasse
des substances qui troubleraient les fonctions de l'organisme, et elle constitue leur vaste surface d'excrétion.
Elle jouit aussi de la faculté d'absorber, et si on laisse
séjourner sur le corps des substances dangereuses, elles
pénètrent dans l'économie, portent jusque dans le sang
leurs funestes effets, et, en irritant directement la peau,
deviennent la cause d'affections cutanées très-difficiles à
guérir. On comprend dès lors combien il est nécessaire de
veiller à ce que la transpiration s'échappe continuellement au dehors, et d'éviter la formation de toute couche
qui s'opposerait au jeu régulier de cette importante fonction. La propreté est donc indispensable au fonctionnement régulier de nos organes, et l'eau, son principal agent,
se trouve à la portée de tous, pour que l'homme puisse
obéir partout et toujours à cette exigence de la nature.
Chez un grand nombre de personnes, la peau est comme
obstruée et privée en grande partie de son action par l'o-
mission des bains et par la malpropreté ; elle reste recou-
verte par le résidu de sa propre évaporation, et par les
diverses poussières qui y forment une couche plus ou
moins épaisse qui devient de plus en plus adhérente,
bouche les pores dont elle est percée, et s'oppose à la
transpiration. Le même effet se produit chez les gens aisés

par l'usage de vêtements trop chauds, des fourrures et des lits de plume.

Des soins généraux de propreté. — Les lotions ou les lavages sont une nécessité hygiénique de tout âge et de toute condition, et les ablutions de tous les jours sont indispensables au maintien de la santé. En les négligeant, on compromet immédiatement les fonctions de la peau, on s'oppose à la dépuration complète du sang, et on s'expose à le vicier par les matières qui se déposent incessamment et s'accumulent à la surface du corps. Disons de suite que dans beaucoup de professions elles sont le meilleur moyen d'éviter aux ouvriers les accidents qui pourraient résulter de la manipulation de substances vénéneuses. Enfin les lotions constituent non-seulement un moyen de propreté, mais elles peuvent dans certains cas améliorer la santé générale et modifier singulièrement la constitution, car l'influence de l'eau ne se borne pas à s'exercer sur l'enveloppe extérieure du corps, mais se propage par son intermédiaire à l'économie tout entière.

Le visage, le cou et les mains doivent être lavés à l'eau froide tous les jours. Les ablutions générales d'eau froide usitées dans d'autres pays tendent à se répandre en France. Elles sont sans danger, on peut les faire avec une éponge ou une serviette, et les personnes très-sensibles au froid et qui s'enrhument facilement n'en éprouvent aucune gêne à condition que l'ablution dure peu, et qu'elles s'essuient rapidement avec un linge bien sec. Ces ablutions agissent sur la circulation capillaire générale, régularisent les fonctions de la peau, activent toutes les grandes fonctions de l'organisme, rendent les personnes qui s'y soumettent moins impressionnables aux vicissitudes atmosphériques, et peuvent opérer une remarquable transformation chez les enfants débiles et lymphatiques.

Les pieds doivent être toujours lavés à l'eau froide, et un bain de pied quotidien de quelques minutes de durée est une pratique hygiénique excellente. C'est le meilleur moyen de les protéger contre les influences atmosphériques, la compression des chaussures, et d'éviter les cors et les engelures.

Les lavages au savon des parties que nous venons d'indiquer sont utiles à tout le monde, mais elles deviennent indispensables pour les personnes qui travaillent dans une atmosphère confinée où différentes poussières s'accumulent et se déposent sur la peau. Les frictions avec le savon enlèvent les matières grasses qui couvrent la peau, détachent les corps étrangers qui la salissent et pénètrent dans les inégalités de l'épiderme. Enfin, elles rendent à la peau sa perméabilité en déblayant les ouvertures des glandes et en en activant la sécrétion; elles favorisent donc toutes ses fonctions.

En dehors des pratiques de propreté générale dont nous venons de parler, quelques parties du corps ont besoin de soins spéciaux : tels sont les dents, les cheveux, la barbe et les ongles.

Les soins qu'exige l'entretien des dents et des gencives se rapportent autant au régime qu'à certaines pratiques locales. Un régime doux et régulier, et l'accomplissement normal des fonctions digestives sont les meilleurs moyens de conserver la fraîcheur de la bouche ainsi que la solidité et l'intégrité des dents. Il est utile de les laver tous les matins avec une brosse imbibée d'eau, pour enlever le tartre qui se forme à leur surface, et d'ôter après chaque repas les parcelles d'aliments qui se sont insinuées dans leur intervalle ; enfin, il est sage d'éviter de recourir aux opiats et autres dentifrices dont on ignore la composition.

Les ongles seront lavés et brossés tous les jours, et on aura la précaution de couper ceux des orteils carrément, afin d'éviter l'affection si douloureuse qui constitue l'ongle incarné.

Les cheveux doivent être coupés assez loin de leurs racines et ramenés à des dimensions convenables ; il faut éviter de les faire couper souvent chez les enfants. Les autres soins qui conviennent aux cheveux ont surtout pour objet l'entretien des fonctions de la peau qu'ils recouvrent et de la débarrasser des débris épidermiques et des produits de sécrétion. On y arrive par l'usage journalier de la brosse et du peigne. Il ne faut recourir aux cosmétiques que lorsque les cheveux sont secs et rudes. Les cosmétiques sont des huiles ou des graisses diversement parfumées et n'agissent que par les corps gras qu'ils renferment. Lorsqu'ils sont composés de matières inertes, ils n'ont d'autres inconvénients que de salir la tête en venant s'ajouter aux autres matières grasses résultant de la sécrétion du cuir chevelu, mais il faut proscrire absolument les préparations énergiques avec lesquelles on se flatte de faire repousser les cheveux et la barbe : nous en dirons autant des moyens de teinture, qui ne changent d'une manière durable la couleur des cheveux que par une action chimique qui n'est jamais sans danger.

La barbe doit aussi être tenue très-proprement, sous peine de voir la peau qu'elle recouvre s'irriter et deve-

nir le siége de maladies aussi longues que difficiles à
guérir.

Des bains. — L'usage des bains associés aux exercices
du corps était bien plus répandu chez les anciens que
parmi nous, et nous sommes forcé d'avouer que les bains
tièdes sont aujourd'hui absolument inconnus à une grande
partie de la population des campagnes, et qu'un grand
nombre des habitants de Paris et des autres grandes villes
n'en prennent pas un seul dans toute une année. Un bain
agit de trois manières : par le liquide qui le constitue,
par sa température et par sa durée. Nous devons nous
borner à ne nous occuper ici que de son action hygiénique, et c'est surtout par la température, qu'elle se manifeste.

Lorsqu'un bain est à la température de 30° à 35°, il
reste sans influence sur la température du corps, il se
borne à l'action de l'eau sur la peau, et constitue ce
qu'on appelle un bain de propreté. Tous ceux qui en font
usage savent que c'est un plaisir, et qu'il procure une
agréable sensation de bien-être. Il nettoie la surface du
corps, enlève les concrétions que la poussière et la sueur
y ont accumulées, prévient et fait disparaître les déman-
geaisons, l'irritation et les éruptions diverses dont la
malpropreté est la cause. Il maintient la peau blanche et
unie, entretient sa souplesse et conserve sa sensibilité.
Mais son action ne se borne pas à la peau : un bain assou-
plit les muscles, rend les mouvements plus faciles et
repose le corps fatigué par un violent exercice ou par un
travail intellectuel prolongé.

Lorsqu'ils sont trop chauds, les bains activent la circulation et peuvent déterminer des congestions pulmonaires

et cérébrales, ils sont débilitants. Les bains froids sont au contraire toniques si leur durée n'est pas trop longue. Si leur température est trop basse, ils peuvent devenir la cause de congestion cérébrale et de syncope, surtout si l'on se baigne peu de temps après le repas, ou après avoir bu sans modération. La durée du bain varie nécessairement avec sa température, et son influence est relative.

Parmi les bains froids, les bains de rivières sont accessibles à tout le monde, mais on n'en peut user que pendant une partie de l'année. Il durera de 15 à 20 minutes si l'individu sait nager, mais sa durée sera moitié moindre si les mouvements de la natation ne viennent point, en produisant plus de chaleur par le jeu des muscles, s'opposer au refroidissement. On doit se plonger dans l'eau brusquement, et la durée du bain doit être en rapport avec la constitution; le seul précepte que nous ayons à indiquer est de sortir du bain dès qu'on éprouve un frisson.

Les bains de mer réunissent tous les avantages des bains froids : le mouvement des vagues, les sels dissous dans l'eau, l'air marin, se réunissent pour donner à ces bains des propriétés fortifiantes. Ils sont particulièrement utiles aux scrofuleux et à ceux qui ont tendance à le devenir, et la saison la plus favorable est la fin de l'été et le commencement de l'automne. Le moment de la journée le meilleur est le matin avant le premier repas ou encore le tantôt, avant celui du soir. Il est important de prendre un peu d'exercice avant le bain, et il ne faut jamais s'y plonger si le corps est couvert de sueur et peu de temps après avoir mangé. Un préjugé vulgaire veut que les bains froids soient malsains et dangereux pendant les jours caniculaires, c'est une erreur : pas plus qu'en tout autre temps les bains frais pris à cette époque ne sont dangereux : cela tient à ce qu'il se produit des érythèmes, des coups de soleil pendant les grandes chaleurs, mais les bains n'y sont pour rien.

Les accidents qui se produisent pendant la saison des bains sont trop fréquents pour que nous croyions devoir nous dispenser de donner ici l'indication des premiers soins qui conviennent à un noyé, en attendant l'arrivée du médecin. Il faut d'abord chercher à soustraire le malade à l'action du froid, et le transporter rapidement dans l'endroit où l'on pourra lui donner les secours nécessaires. Pendant ce transport, il faut tenir le noyé couché sur le dos et la tête bien dégagée, car, en le prenant par les épaules et les jambes, la tête est nécessairement fléchie, et cette flexion peut augmenter encore la congestion. Dès qu'on est arrivé, il faut enlever ses vêtements, essuyer rapidement le corps, le nettoyer et le placer sur un plan un peu incliné, la tête en haut, et légèrement inclinée sur le côté droit pour favoriser l'écoulement des liquides qui obstruent la bouche et la trachée-artère. On doit aussi nettoyer les narines et l'ouverture de la bouche et envelopper le corps dans des linges chauds. On cherchera alors à imiter les mouvements que font la poitrine et le ventre lorsqu'on respire, en exerçant avec les mains sur ces parties des pressions lentes et alternatives. Il ne faut jamais donner de boissons à un noyé à moins qu'il n'ait repris ses sens, et qu'il puisse avaler facilement. Enfin on emploiera tous les moyens propres à entretenir une chaleur permanente en insistant sur les frictions, et on ne se lassera pas trop vite, car alors même qu'ils ont séjourné longtemps dans l'eau, les noyés peuvent revenir à la vie, et on a vu des asphyxiés reprendre connaissance et être sauvés après des tentatives qui avaient duré six heures et plus.

Des vêtements.

Propriétés générales. — Les vêtements ont pour but de préserver le corps du contact immédiat de l'air ambiant et de maintenir entre eux et la peau une couche d'air à la température du corps. Ils constituent une enveloppe que l'homme rend à son gré générale ou partielle, légère ou épaisse, qui lui permet de lutter contre les variations de l'atmosphère et de se préserver aussi bien de l'excès du froid que de l'excès de la chaleur. Ils agissent sur l'organisme par les propriétés de la matière qui les compose, par leur texture, leur couleur et leur forme. Les vêtements sont tous tirés du règne végétal et du règne animal : les premiers ont pour base le chanvre, le lin, le coton ; les autres sont les tissus provenant de la laine, du poil, de la soie.

Les vêtements les plus chauds sont les fourrures, la laine, la soie, le lin, le chanvre, parce que ces tissus sont les plus mauvais conducteurs du calorique et qu'ils s'opposent à la déperdition de la chaleur propre de l'homme. Les vêtements agissent non-seulement par leur conductibilité, mais par leur capacité de rayonnement qui résulte de leur couleur. C'est ainsi que la laine diversement colorée est bien plus perméable au calorique que la laine blanche. Enfin, la texture influe également sur la qualité des vêtements : ceux en laine tricotés sont beaucoup plus chauds que ceux de la même matière tissés et serrés.

Les vêtements absorbent l'humidité, et plus ils sont hygrométriques, moins ils sont chauds, car l'eau qui les imbibe se substitue à l'air emprisonné dans leurs mailles et devient une double cause de refroidissement par sa capacité plus grande pour le calorique, et par son évaporation qui enlève à la peau une grande partie de sa chaleur. Le lin, le chanvre, fournissent les tissus les plus hygrométiques, c'est-à-dire qu'ils s'imprègnent plus facilement de l'humidité ; viennent ensuite le coton, la soie et la laine.

De la forme des vêtements. — La forme des vêtements est naturellement en rapport avec les différentes parties du corps qu'ils doivent recouvrir. Elle varie suivant les pays, et tout le monde sait que la mode exerce sur elle une influence que l'hygiène ne peut que regretter. Ce n'est pas ici le lieu de décrire la forme des vêtements et d'entrer dans des détails étendus à propos de chacun en particulier, et nous devons nous borner à quelques indications générales.

Il faut proscrire les lourdes coiffures qui compriment le crâne et amènent la chute des cheveux. Un chapeau léger en feutre, prenant facilement le contour de la tête, avec des bords assez larges pour garantir les yeux de la réverbération du soleil, est une coiffure très-hygiénique. Pendant les grandes chaleurs de l'été on peut se garantir la tête avec de larges chapeaux de paille et par du linge de fil, un mouchoir, par exemple, placé entre la coiffure et le cuir chevelu. L'étoffe des cravates doit varier avec

les saisons, et il faut prendre la précaution de ne pas les
porter trop serrées, afin d'éviter la compression du cou.

Les chemises ont l'avantage de préserver la peau des
frottements que pourraient exercer les étoffes plus rudes
dont se composent les autres vêtements. Celles en toile
usitées dans les départements de l'Ouest et du Centre où
la culture du chanvre et du lin est très-étendue sont très-
bonnes conductrices du calorique, et ont l'inconvénient
d'amener un refroidissement rapide lorsqu'elles sont im-
bibées par la sueur et par la pluie. Dans les villes, le bon
marché a fait donner la préférence aux chemises de coton
qui sont moins durables. Il est utile de changer souvent
de chemise, deux fois par semaine au moins, et s'assurer
que celle qu'on va mettre n'est pas humide. Ce renouvellement du linge est surtout indispensable pour les ouvriers
qui travaillent dans des ateliers à une température élevée,
car il s'imbibe de sueur, se charge de poussière et, dans
quelques cas, de molécules toxiques. Il est bon de ne pas
conserver pendant la nuit la chemise qu'on a portée pendant la journée. Les produits de sécrétion dont elle s'est
imprégnée ont alors le temps de se dessécher complète-
ment pendant qu'elle n'est plus en contact avec la peau.

L'usage de la flanelle qui a pris une grande place dans
nos habitudes hygiéniques est avantageux à tous les âges :
le gilet de flanelle tient chaud en hiver, et la sueur qu'il
absorbe pendant l'été l'empêche de se refroidir sur la
peau.

Le drap et toutes les étoffes de laine servent à la confec-
tion des habits, des gilets et des pantalons. Pendant les
temps froids et humides, une excellente habitude est d'a-
voir un double vêtement pour le dehors. On le quitte en

rentrant chez soi ou à l'atelier, en ayant bien soin de ne jamais oublier de le remettre à la sortie. Les pardessus en caoutchouc ont l'avantage de préserver de la pluie, mais ils provoquent une abondante transpiration, dont l'interruption pendant la saison froide et humide peut occasionner des maladies dangereuses. Enfin, l'ouvrier doit avoir des habits de travail, surtout quand il manie les métaux, car il ne faut pas qu'il emporte sur ses vêtements des parcelles métalliques ou des poussières qui pourraient devenir la cause d'accidents graves.

Le lit remplace les vêtements pendant la nuit, sa composition varie suivant les pays. Il doit toujours être fait de façon à ce que le corps soit un peu incliné, la tête un peu plus élevée que les pieds. Les matelas les meilleurs sont en crin ou en laine et en crin. On emploie aussi la balle d'avoine, la paille de maïs, la fougère, le varech, mais il est nécessaire de les renouveler fréquemment. Les sommiers élastiques sont excellents au point de vue hygiénique. Les lits de plume employés dans les provinces de l'Ouest sont malsains. Les draps de toile sont les meilleurs et on doit les changer tous les quinze jours. Enfin les couvertures d'étoffes diverses s'opposent au rayonnement du corps, et leur effet est en raison de leur matière et de leur épaisseur.

La chaussure est une partie très-importante des vêtements, car si le pied est trop serré ou si l'humidité peut l'atteindre, il en résulte de nombreux inconvénients. Il est indispensable de porter des bas ou des chaussettes de laine ou de coton, car le bas de la jambe est très-sensible au contact direct de l'air surtout quand le pantalon est flottant. Les sabots qui constituent la chaussure habituelle

des habitants de la campagne ont l'avantage d'être imper-
méables et mauvais conducteurs du calorique. On peut
éviter la pression qu'ils exercent sur le pied par l'usage
d'épais chaussons en laine ; leur plus grave inconvénient
est d'être inflexibles et de rendre fréquentes les chutes et
les entorses. Ils sont aujourd'hui à si bas prix qu'il est
facile d'éviter de marcher pieds nus. Le soulier et toutes
les chaussures de cuir doivent être assez souples pour
bien prendre la forme du pied sans le blesser, les semel-
les doivent être larges et épaisses, car la douleur et la
déformation des pieds ont presque toujours leur origine
dans l'usage de chaussures mal faites.

Modification des vêtements suivant les saisons et les âges.
— Les vêtements doivent changer suivant les saisons :
il faut se vêtir chaudement en hiver et ne pas se hâter au
changement de saison de prendre des vêtements plus
légers ; car le froid a des retours d'autant plus dangereux
qu'ils sont plus subits.

Dans la première enfance les vêtements sont les mêmes
pour les deux sexes, ce n'est que plus tard qu'ils se modifient d'une façon souvent ridicule ou nuisible que la
mode impose à ceux qui s'assujettissent à ses lois. Les
vêtements des enfants doivent être simples, leur laisser
assez de liberté et être entretenus très-proprement. On
ne saurait trop répéter que l'application du maillot est
grâce à la routine une cause de souffrance à laquelle
échappent bien peu de nouveau-nés. On doit toujours le
supprimer à trois mois, le retirer souvent dans la journée pour que l'enfant soit toujours propre, pour qu'il
puisse se mouvoir, et que l'air qui se trouve emprisonné
dans les langes et qui s'altère si vite soit souvent renou-

velé. Il est essentiel que le maillot ne soit pas serré au point de gêner le développement de l'enfant et de produire des déviations.

Dans beaucoup de points de la France, on fait usage de berceaux sans pieds posés à terre, qui exposent les nouveau-nés aux courants d'air et à l'humidité du sol. Partout on les couche sur la plume, sur des peaux de moutons, sur du caoutchouc, qui entretiennent une chaleur excessive et une odeur détestable, et ainsi couchés les enfants sont toujours en sueur, et mouillés par l'urine. Le berceau doit toujours être à claire-voie et posé sur des pieds solides. Il ne doit pas contenir de plume, et doit être garni de petits matelas de crin, de varech, de fougère, de paille de maïs, qu'on aère souvent et qu'on renouvelle de temps en temps.

Les vieillards immobilisés par leurs infirmités sont dans des conditions faciles de refroidissement. Ils doivent renoncer à braver les vicissitudes de l'atmosphère et se résigner à vivre dans une température uniforme. Leurs vêtements doivent toujours être chauds, et assez amples pour ne déterminer aucune constriction qui pourrait produire diverses congestions.

De l'exercice.

Nécessité de l'exercice. — L'état social dans lequel nous vivons oppose mille entraves au développement et au jeu régulier de nos organes. La vie sédentaire devient trop tôt la condition de l'enfance et de la jeunesse soit à l'école, soit à l'atelier. Parmi les professions, les unes condamnent le système musculaire à l'inertie, d'autres l'obligent à une spécialité de mouvements toujours les mêmes, et il est devenu indispensable de recourir à certaines pratiques pour suppléer au défaut d'exercice de certaines parties du corps, aussi bien que pour corriger les effets de l'action exagérée de certaines autres et pour contre-balancer l'influence funeste de l'immobilité du corps. Tel est le but de la gymnastique qui par une heureuse gradation d'exercices variés tend à favoriser le développement des systèmes musculaire et osseux, et à perfectionner les actes de la locomotion.

Chez les anciens la gymnastique tenait une large part dans les institutions nationales : ils estimaient que la force et la beauté physique devaient être les attributs d'un peuple libre. Pour eux, la perfection physique était l'indice de la supériorité morale, et la force était le gage de l'indépendance. Jusqu'à ces derniers temps l'enseignement et la pratique de la gymnastique étaient tombés dans un oubli d'autant plus regrettable que les habitudes de notre civilisation en multiplient les indications. Le service militaire étant aujourd'hui obligatoire, les exercices gymnastiques ont acquis une grande importance pour les jeunes gens : ils sont aussi très-utiles pour les hommes qui ont quitté le service, car ils entretiennent l'habitude de la fatigue, et contribuent à maintenir leur énergie. L'inaction complète est nuisible à tout âge, et l'esprit ne peut avoir toute sa vigueur que lorsque le corps est en parfaite santé ; le meilleur moyen de la lui donner est de le soumettre à des exercices variés avec intelligence. Mais de nos jours, l'exercice ne doit plus avoir pour but le plus grand développement possible de la force physique, et l'on ne saurait nier que pendant la guerre, telle qu'on la pratique, si le soldat a besoin d'un tempérament solide, c'est surtout pour résister aux fatigues d'une campagne et au séjour débilitant des hôpitaux. Il ne faut pas croire cependant que la gymnastique guérit tous les maux et refait toutes les constitutions. Pour en tirer tout le bénéfice possible, il faut être en état de supporter la fatigue qu'elle occasionne.

L'exercice doit être limité dans une juste mesure, l'activité seule rend le corps robuste et entretient la santé, tandis que l'inaction prolongée amène le ralentissement graduel de toutes les fonctions organiques.

Il serait désirable de voir s'élever en France des écoles normales de gymnastique pour en garantir l'enseignement dans tous les établissements d'instruction : et ce serait imiter avantageusement l'Allemagne et la Suisse que d'avoir dans chaque ville un gymnase public et gratuit qui recevrait alternativement les adultes et les enfants. La gymnastique en effet donne l'adresse et l'agilité, la hardiesse avec la sécurité et la présence d'esprit dans le danger, et l'on a eu bien raison de dire qu'elle crée et discipline la force.

Des effets de l'exercice. — Tout mouvement est basé sur l'accomplissement de la contraction musculaire, et l'examen rapide de ses effets sur nos organes et nos fonctions nous aura bientôt convaincus de l'utilité de l'exercice. Tout l'organisme est modifié par les mouvements : dans tout travail, dans tout exercice qui met en jeu l'activité d'un grand nombre de muscles, il se produit une chaleur telle que la température du corps entier s'élève et que la peau se couvre de sueur; en même temps la respiration devient plus fréquente et plus profonde, et la circulation s'accélère. Les matériaux organiques du sang subissent par l'oxygène introduit en plus grande quantité une combustion plus active que pendant le repos, et l'acide carbonique se produit en plus grande abondance. Il en résulte que ces matériaux provenant de la combustion se trouvent bientôt en excès dans le sang, finissent par gêner et par rendre impossible la contraction musculaire, et donnent lieu à cette sensation de fatigue qui commande le repos après un travail prolongé. En même temps la digestion se précipite, et, pour subvenir aux dépenses occasionnées par son travail, l'homme éprouve le besoin d'une alimentation plus substantielle ; c'est pour cela qu'après tout exercice, on voit survenir la faim et la soif qui sont la conséquence d'une absorption que le mouvement a rendue plus facile et plus prompte.

Tout le monde enfin a pu remarquer les modifications qui surviennent dans la nutrition des muscles par suite de l'exercice répété, mais cet exercice fait plus encore, il apporte des changements notables dans les articulations, leur conserve la plénitude de leurs mouvements, modifie les surfaces articulaires et les ligaments qui les maintiennent en contact, et en fin de compte, la limite ordinaire de leurs mouvements est dépassée : dans certains cas la médecine a su tirer un grand parti de ces effets de la gymnastique. Ajoutons pour terminer que l'exercice est un sédatif puissant du système nerveux, et qu'à mesure que la force musculaire s'élève la sensibilité et l'impressionnabilité diminuent.

Des différents exercices. — Les exercices consistent dans un certain nombre de mouvements simples ou combinés, exécutés soit par les organes seuls, soit à l'aide

5.

d'appareils déterminés. Parmi eux nous repoussons la gymnastique acrobatique, les tours de force, pour conseiller seulement ceux qui concourent au développement en équilibre de toutes les parties du corps; parmi eux nous indiquons la marche, le saut, la course, la danse, l'escrime, l'exercice du fusil et la natation. Mais avant de les décrire nous devons dire un mot des divers modes de station de l'homme. Il peut être debout, assis ou à genoux. La station debout à laquelle se joint l'immobilité est plus fatigante qu'une marche qui durerait le même temps. La station assise n'est un véritable repos que quand la colonne vertébrale est soutenue par un dossier et que.les pieds sont appuyés. Quant à la station à genoux, elle n'est inoffensive qu'à la condition d'être courte et d'alterner avec les stations debout et assise; elle est considérée comme une humiliation, et pour peu qu'elle se prolonge elle devient une fatigue considérable qui se manifeste surtout par la difficulté qu'on éprouve à se relever, et qui résulte de l'effort musculaire nécessaire pour empêcher le corps de tomber en avant.

La marche est la manière la plus simple et la plus naturelle de prendre de l'exercice, et elle convient à tout âge. Elle consiste à parcourir des espaces plus ou moins longs d'une façon régulière et méthodique, et doit cesser dès qu'on ressent de la fatigue. En s'exerçant de bonne heure à des marches proportionnées à ses forces, l'homme acquiert la faculté de pouvoir supporter sans en souffrir une marche prolongée; il est donc important que dans les écoles les maîtres exercent les enfants à faire des marches d'ensemble.

Le saut a des effets différents de ceux de la marche :

il est toujours accompagné d'un effort, et consiste dans un mouvement instantané de flexion et d'extension du corps dans lequel les deux pieds quittent le sol à la fois. Il se fait en longueur ou en hauteur : le saut constitue un exercice très-utile, car l'habitude de franchir en sautant une distance connue donne de la sûreté au coup d'œil, et augmente l'élasticité des articulations. Il faut toujours s'efforcer de tomber la pointe des pieds en avant, car en retombant sur les talons la secousse imprimée à la colonne vertébrale pourrait amener des accidents mortels.

La course n'est qu'une série rapide de sauts d'une amplitude modérée et régulière : le pas gymnastique ne doit jamais être continué jusqu'à la fatigue excessive. L'essoufflement force vite le coureur à s'arrêter, et un exercice de ce genre ne doit jamais dépasser un quart d'heure. L'essoufflement se produit, parce que pendant la course la respiration ne se fait que par la partie supérieure des poumons, et devient par conséquent insuffisante. Lorsque le coureur s'arrête, il ne doit pas le faire brusquement, mais en passant du pas gymnastique au pas ordinaire. Il pourra reprendre ensuite plus facilement la marche rapide et la course.

Lorsque la danse constitue un mouvement rhythmé où tous les membres se trouvent successivement en jeu, elle est un exercice très-hygiénique, mais elle perd toutes ses qualités lorsqu'elle n'est plus qu'un prétexte à des mouvements désordonnés, et qu'elle a lieu dans des salles fermées d'autant plus malsaines que la lumière y est plus abondante, et que la foule y est plus grande.

L'exercice combiné avec les marches d'ensemble

peut tenir lieu de toute gymnastique, en comprenant bien entendu sous ce nom générique tous les simulacres de combat : la canne, le bâton et l'exercice du fusil. Ce dernier particulièrement, en forçant l'homme à se tenir en équilibre en manœuvrant un objet aussi lourd qu'un fusil, occasionne dans les muscles du tronc et du cou des contractions qui les font participer aux mouvements exécutés par les membres.

Dans les écoles, tous les exercices d'ensemble, rhythmés et cadencés sont avantageusement accompagnés par des chants qui développent la poitrine des enfants. Surveillés avec soin, tous ces exercices ont de plus l'avantage de leur inculquer de bonne heure l'habitude de l'obéissance et de la tenue.

La natation par laquelle l'homme peut se soutenir à la surface de l'eau est un exercice très-salutaire qui nécessite la contraction de tous les muscles dont l'action vient s'ajouter au bénéfice du bain froid. La natation calme le système nerveux ; bien qu'elle devienne fatigante si elle dure trop longtemps, elle n'affaiblit pas au même degré que les autres exercices que nous venons de passer en revue, car elle ne donne pas comme eux naissance à la transpiration. Il est très-important d'apprendre à nager ; c'est une connaissance bien facile à acquérir et une ressource qui donne à l'homme dans certains cas le moyen d'échapper à la mort et de secourir son semblable.

La gymnastique proprement dite offre aussi de grands avantages au point de vue moral. Après les exercices corporels, on se trouve dans une heureuse disposition d'esprit : l'activité éloigne les mauvaises pensées, les besoins factices, les désirs énervants, et invite à reprendre avec courage les travaux intellectuels. La gymnastique tend à prendre dans les établissements d'instruction la place à laquelle elle a droit, et y sert de contre-poids utile à l'attention et à l'assiduité exigées par les études.

Nous ne saurions oublier les exercices qui se rapportent à la voix : son éducation est un des exercices les plus utiles : elle comprend la parole, la lecture à haute voix, la déclamation et le chant. Pour habituer les enfants à une bonne prononciation et fortifier en même temps les organes de la respiration, il est indispensable de les exercer de bonne heure à la lecture à haute voix et avoir bien soin de veiller à ce que cet exercice n'aille pas jusqu'à la fatigue. Le chant ne doit être permis qu'à l'âge de dix à douze ans, et doit être enseigné avec beaucoup de réserve.

Quel que soit l'exercice qu'on vient de faire, il convient, si la transpiration est abondante, d'essuyer le corps afin qu'il n'y ait pas de refroidissement brusque par suite de l'évaporation de la sueur. Il faut enfin éviter d'atteindre jamais les limites d'une fatigue extrême, et réparer ses forces par une alimentation suffisante. Nous l'avons déjà dit, l'inaction serait mortelle pour l'homme, et l'exercice est un de ses plus pressants besoins, mais il est bien évident qu'il doit varier avec l'âge : il est surtout utile de seize à vingt ans, car il facilite le développement de tous les organes; mais aux limites de la vie, il doit être proportionné à la faiblesse de l'organisme.

CHAPITRE V

DU TRAVAIL.

———

Le travail est nécessaire. — Le travail doit son origine aux circonstances qui sont la condition de la vie humaine. Il est la grande loi de l'humanité, et toute créature intelligente et libre est essentiellement destinée à l'action. C'est le père de toutes les vertus comme l'oisiveté est la mère de tous les vices, et c'est lui seul qui donne la véritable indépendance. Les formes du travail dépendent des divers besoins de la vie, et sont en rapport avec le climat, les institutions, le commerce et le génie particulier de chaque peuple, et c'est par lui que l'humanité et la civilisation font chaque jour de nouveaux progrès. Tout homme doit donc travailler suivant ses forces, ses facultés et ses aptitudes, mais son travail doit être bien dirigé et gradué avec mesure et opportunité, et c'est à l'hygiène qu'il appartient de le réglementer.

Le travail se présente sous deux formes qui ne devraient jamais s'exclure : le travail d'esprit et le travail manuel. Elles se valent en dignité, car elles sont l'accomplissement d'une même loi sociale et concourent à l'œuvre de l'activité humaine en soumettant le monde de la matière et celui des idées : cette séparation est tout artificielle, et ne s'effectue pas chez l'individu sans un grave préjudice. L'homme, nous l'avons dit en commençant, est à la fois corps et esprit, et l'activité de l'un ne peut suppléer celle de l'autre. Le travail d'esprit ennoblit le travail manuel et celui-ci rend le premier inoffensif. Il faudrait donc à la fois ouvrir aux classes ouvrières les jouissances de l'esprit, et réveiller chez les hommes d'étude le goût des exercices physiques qui devraient être inséparables de ceux de la pensée. L'éducation populaire d'une part, les exercices physiques de l'autre, arriveront à ce résultat si désirable.

Du travail chez les enfants. — Nous croyons qu'il est indispensable de faire marcher ensemble l'éducation intellectuelle et l'éducation physique et d'habituer de bonne heure les enfants à un travail régulier, car il n'est pas douteux qu'avec un travail qui a fortifié le corps et qui a étendu l'intelligence, l'enfant né dans la plus modeste condition devient le maître de sa destinée. C'est de sept à douze ans que l'enfant entre dans la vie active : s'il appartient aux classes laborieuses, on peut dire que presque partout aujourd'hui son temps est partagé entre l'école et les travaux manuels; si ses parents sont dans l'aisance, il donne la plus grande partie de son temps à l'étude. L'éducation dans la famille est le privilége des classes riches, et les enfants qui sont assez heureux pour en profiter y trouvent tous les éléments de surveillance et de bien-être désirables, mais ils sont en bien petit nombre; l'éducation publique est la seule accessible aux enfants de classes laborieuses qui passent successivement par l'asile et l'école avant de choisir une profession. Il en est d'autres, dont le nombre diminue chaque jour, qui sont encore moins favorisés, et qui tout jeunes sont employés dans l'industrie sans passer par l'école.

Des enfants employés dans l'industrie. — Les conditions hygiéniques des enfants employés dans l'industrie et dans les manufactures sont en général insuffisantes. La loi de 1842 qui a réglé leur travail est mal observée, et il est indispensable que les intérêts de tous les enfants et comme conséquence ceux de la population soient mieux protégés, car si c'est un crime contre l'humanité que d'atrophier et de mutiler une créature humaine par un travail exagéré, écrasant et hors de propos avec les forces, c'est aussi un crime contre la patrie qu'on prive plus tard d'un grand nombre de défenseurs. Le travail des enfants engage la responsabilité morale de leurs parents lorsqu'ils sont envoyés trop jeunes dans des ateliers dont les conditions hygiéniques s'opposent au libre développement de leurs organes et leur prépare pour le reste de leur existence un mauvais tempérament. Le travail doit toujours être proportionné aux forces de celui qui l'exécute, et il faut le changer contre un autre moins pénible dès qu'on s'aperçoit que la santé commence à en souffrir. Nous ne disons rien des malheureux enfants qui étaient encore il y a peu de temps exploités dans les professions ambulantes, qui payaient souvent de leur vie les exercices dangereux auxquels ils étaient soumis. Une loi nouvellement votée vient de mettre un terme à cette exploitation de l'enfance si déplorable au point de vue moral et physique.

La loi de 1851 a étendu sa tutelle aux enfants employés dans les petites industries et aux apprentis : elle a pour but de les protéger contre l'exploitation cupide de certaines familles, l'âpreté des patrons et l'exagération d'un travail souvent abrutissant. Cette loi est tombée en désuétude, et dans plusieurs grandes villes un grand nombre de sociétés se sont formées pour remédier à cette situation. Quelques-unes de ces associations reçoivent les enfants vers douze ans et veillent à ce que les apprentis soient instruits dans toutes les branches de leur métier, et s'efforcent d'augmenter leur instruction générale, mais elles ne leur apprennent qu'un état déterminé; d'autres se proposent de préparer les enfants à des industries aussi diverses que leurs vocations, et s'appliquent à embrasser à la fois l'éducation technique et l'éducation morale de l'apprenti. Il y a enfin les écoles d'apprentissage nouvellement créées, où l'éducation professionnelle est heureusement combinée avec le travail intellectuel et la pratique de la gymnastique. Elles présentent cet avantage que les élèves conservent un lien de tous les jours avec leur famille et la société où ils doivent se créer une place : il faut qu'ils soient l'exemple de ceux qui les entourent, et qu'après leur apprentissage, ils arrivent à l'atelier instruits, honnêtes, connaissant toutes les parties de leur métier, et capables de résister à l'oppression et aux mauvais conseils de leurs ainés dans la profession.

De l'asile et de l'école primaire. — Les asiles sont fréquentés par les enfants de trois à sept ans, ils y sont à l'abri des accidents et de la contagion des mauvais exemples auxquels ils sont exposés lorsque leurs parents qui travaillent au dehors les abandonnent sans surveillance. C'est là que se prépare l'éducation morale et religieuse, et que le développement de leurs forces physiques et de

leur intelligence s'effectue au moyen d'exercices variés
et toujours appropriés à leur âge.

De l'asile l'enfant arrive à l'école. Nous sommes bien
obligé d'avouer que tous ces établissements sont loin
de réaliser les conditions d'une bonne hygiène, et que
l'encombrement qui résulte presque partout de la présence d'un trop grand nombre d'enfants dans des classes
insuffisantes est un sérieux danger pour leur santé. L'emploi du temps aurait également besoin de subir des modifications importantes, car le travail quotidien est trop
prolongé, surtout dans les classes inférieures où les enfants sont maintenus dans un état d'immobilité, d'inaction et de silence qui leur est très-préjudiciable. Les enfants ont besoin d'exercice, et la balance est loin d'être
égale entre le travail d'esprit qu'on leur demande et les
exercices physiques qu'on leur fait faire. C'est le devoir
du maître de veiller à tout ce qui touche à la santé des
enfants, et il ne saurait oublier que la plus essentielle des
conditions du travail intellectuel est l'intégrité du cerveau, qui est l'instrument de la pensée, et qui comme
tout instrument ne peut rendre de bons services qu'à la
condition d'être achevé. Le travail intellectuel fatigue
autant que le travail corporel, et la précipitation dans ce
travail est au moins aussi dangereuse pour la santé qu'un
travail manuel prématuré, et l'exagération de ce travail
ne peut que nuire au développement physique de l'enfant. C'est ainsi que dans la plupart des écoles la santé est
à la fois menacée par le péril de l'encombrement et par
la rigueur de la règle qui est la même pour tous ; ajoutons qu'elle l'est encore par l'emploi d'un mobilier scolaire
défectueux qui force les élèves à prendre des attitudes

vicieuses et dangereuses ou gênantes pour les poumons et l'estomac. Il y a donc de grandes raisons pour utiliser dans les écoles les puissantes ressources de la gymnastique et pour séparer les heures de classe par de courtes récréations. Nous n'ignorons pas que le but de la pédagogie est le développement progressif et régulier de l'intelligence, et que c'est lentement que ses procédés se perfectionnent, mais elle devrait aussi avoir pour but le développement physique ; nous croyons qu'on a trop méconnu jusqu'à présent les bons effets d'un exercice régulier et habituel. Nous avons constaté avec plaisir que dans le but d'encourager son développement dans les écoles la gymnastique est maintenant récompensée dans les distributions de prix, à l'égal des études proprement dites, que l'État s'est préoccupé avec raison de cette importante question, et que dans les nouveaux programmes d'enseignement la gymnastique a pris sa place, modeste encore, mais qui ne pourra que s'élargir pour contrebalancer l'influence nuisible d'un travail précoce et exagéré. Ainsi que l'a dit un ministre de l'instruction publique, une bonne hygiène établie dans les écoles ménagera mieux la force qui réside pour l'avenir du pays dans nos jeunes générations, et laissera moins de recrues à l'hôpital, moins d'invalides précoces aux administrations, moins de non-valeurs à la société, et moins aussi de douleurs prématurées aux familles.

C'est ici le lieu d'indiquer les conditions hygiéniques que doit remplir une école primaire. Le bâtiment destiné à l'école doit avoir un aspect agréable et être autant que possible isolé des autres habitations. On choisira l'exposition la plus favorable suivant le climat et les conditions de la localité, et toutes les fois que cela pourra se faire, on recherchera le voisinage de jardins ou de places pour avoir un renouvellement de l'air plus facile, et on évitera celui des usines, des cimetières et des marécages. Un arrêté du 30 juillet 1858 recommande avec raison d'éviter tout voisinage gênant, insalubre ou dangereux, tel que les cafés, les marchés, et tout ce qui peut nuire à la santé, à la moralité et aux études des enfants qui fréquentent l'école.

L'école sera construite sur des caves bien aérées. Le préau couvert où les enfants prennent leurs repas et jouent pendant les mauvais temps sera bitumé afin de rendre son nettoyage plus facile et d'éviter la poussière. Le préau découvert destiné aux jeux et aux exercices doit avoir des dimensions plus grandes ; il sera sablé, et il y aura tout intérêt à avoir à la campagne un jardin destiné à la culture des plantes du pays, où les enfants pourront puiser des notions utiles d'horticulture. L'eau de bonne qualité, l'air et la lumière, ces puissants modificateurs, doivent être distribués largement dans toutes les parties de l'école ; enfin les cabinets d'aisance seront en nombre suffisant, d'un accès facile, et placés dans la cour ; l'eau devra y circuler constamment.

Les classes situées au rez-de-chaussée doivent être orientées de façon que la lumière y pénètre en abondance pour assurer la conservation de la vue et éviter les attitudes vicieuses. Leurs dimensions doivent être calculées de façon à ce que chaque élève ait au moins 80 centimètres superficiels sur une hauteur de 4 mètres. Si la classe a la forme d'un rectangle les fenêtres seront percées sur un des longs côtés, et les tables placées perpendiculairement afin d'avoir une distribution plus égale de la lumière, car une lumière insuffisante produit la myopie par l'habitude de voir toujours les objets à une petite distance. Les murs ne doivent pas être blanchis, les oculistes conseillent de leur donner une couleur vert clair afin de ne pas fatiguer la vue ; ils seront peints à l'huile pour faciliter leur lavage. Dans les classes du soir, la lumière doit être réfléchie sur les tables par de larges abat-jour.

La classe doit être balayée et arrosée tous les jours : il est aussi bien nécessaire d'assurer sa ventilation, et on choisira pour l'arroser le temps de repos des élèves. Il importe que la température y soit constante en hiver et que les enfants n'y soient point exposés au froid. Enfin le nombre des élèves ne devrait pas dépasser 60 dans chaque classe, et devrait être réduit à 25 ou 30 dans la classe supérieure.

Nous avons dit que le mobilier actuellement employé est défectueux : partout les bancs sont trop éloignés des tables, et les enfants trop rapprochés n'ont pas suffisamment de place, et prennent forcément des attitudes vicieuses qui peuvent amener à la longue des déviations vertébrales. C'est à l'hygiène à signaler cet inconvénient : bien des tentatives ont été faites dans ce but, en France et à l'étranger ; mais la lutte contre la routine est difficile, et peu de progrès ont été accomplis chez nous. Le mobilier d'une école doit être simple, solide et à bon marché. Nous croyons que l'emploi combiné de la fonte et du bois permettrait d'avoir un mobilier scolaire plus économique et mieux approprié à sa destination; et s'il n'est pas encore possible de donner à chaque élève un siége et une table, on devrait s'attacher à remplacer les bancs par des siéges

indépendants à dossiers, et placés de telle sorte que leur
bord antérieur soit sur la même verticale que le bord antérieur de la table ; c'est une indication capitale qui évitera
aux enfants le danger des attitudes vicieuses.

Du choix d'une profession. — Au sortir de l'école, c'est-
à-dire vers douze ou treize ans, l'enfant doit choisir une car-
rière ou un métier. Rien n'est plus important que la détermination qu'il va prendre, et il faut qu'elle soit éclairée par
l'examen de ses aptitudes et de sa santé, et le médecin
devrait toujours être consulté à cette occasion par les parents soucieux de l'avenir de leurs enfants. Ce ne sont
pas en effet les métiers réputés insalubres qui causent le
plus grand nombre de morts prématurées, mais bien la
grande masse des autres, qui enlèvent tous ceux dont la
constitution ne supporte pas le genre de fatigue imposé
par un métier mal choisi. Trop souvent les enfants choisis-
sent des carrières qui ne répondent ni aux besoins de
leur santé ni à leurs aptitudes, et l'ambition et la vanité
sont pour beaucoup dans la décision d'où dépend leur
vie entière. Le jeune homme qui rêve un brillant avenir
ne compte jamais les chances de santé, et les parents par
faiblesse, par incurie ou par ignorance n'en tiennent pas
plus de compte. C'est surtout à la campagne que cette erreur se manifeste et que l'espérance d'un salaire plus élevé,
le mirage des plaisirs de la ville comparés aux rudes travaux des champs attirent dans les cités un grand nombre
de jeunes gens qui s'exposent à tous les dangers et finissent par tomber dans la misère après avoir perdu leur
santé. Cependant l'agriculture offre toutes les ressources
morales et physiques que peut exiger l'avenir d'un jeune
homme ; les intérêts y trouvent une satisfaction suffisante,

car on peut s'enrichir dans l'industrie agricole, si on la connaît bien, comme on le fait dans l'industrie manufacturière. Les instituteurs qui accomplissent leur tâche avec tant de dévouement peuvent beaucoup, pour empêcher ce malheur, par la direction donnée à leur enseignement. Il faudrait occuper les courtes années que les enfants de la campagne passent à l'école à leur donner des connaissances en rapport avec le milieu qui les environne, avec les travaux qui les attendent au sortir de l'école, et à les instruire des choses immédiatement utiles dès qu'ils rentreront dans la vie réelle, et qu'ils puissent appliquer dès qu'ils mettront la main à la charrue : on cherche en ce moment les moyens d'organiser l'enseignement agricole et horticole dans les écoles primaires ; le jour où ce problème sera résolu, l'instruction sera vivifiée par la pratique, et les maîtres auront sous les yeux le témoignage du bien qu'ils auront fait.

En résumé, c'est aux parents qu'il appartient de ne pas céder à une vocation apparente, et à choisir avec réflexion l'état qui correspond le mieux à l'intelligence, aux goûts et aux forces de leurs enfants ; car il est trop tard quand les incompatibilités se révèlent : si l'on s'arrête on a perdu à la fois du temps et de l'argent; si l'on persiste, c'est la santé qui est en danger. La profession devient alors insupportable et le plus souvent on est incapable de remplir les obligations qu'elle impose. Une fois la résolution prise avec toutes les précautions que nous venons d'indiquer, il ne faut plus changer, car on ne gagne rien à passer sans cesse d'un état à l'autre, et celui qui fait tous les métiers en sait rarement un seul.

Des professions sous le rapport hygiénique. — Le classement hygiénique des professions repose sur des données trop complexes pour être indiqué ici ; chaque profession repose sur un ensemble d'influences combinées dont plusieurs peuvent se compenser ou s'aggraver l'une par l'autre, et son influence sur la santé se traduit de mille façons. Disons de suite que dans tous les métiers l'art de conserver la santé en travaillant consiste dans l'observation incessante et consciente des règles générales de l'hygiène en tenant compte des conditions dominantes de chaque profession pour en déduire certaines indications très-simples qui concourent à protéger la santé et la vie contre des influences exceptionnelles. C'est le rôle de l'hygiène professionnelle, mais la profession et les industries sont tellement variées qu'il nous est impossible de les passer en revue, et nous devons nous contenter d'indiquer comment on peut les diviser sous le rapport de l'hygiène, et on pourra tirer de cette division même les indications hygiéniques propres à chacune d'elles.

Les professions peuvent se diviser en cinq classes : les professions sédentaires, les professions à attitudes vicieuses, les professions à efforts musculaires, les professions s'exerçant dans une atmosphère confinée ou viciée, enfin les professions à intempérie.

Nous avons dit que le travail se produit sous deux formes principales, qui sont le travail manuel et le travail intellectuel ; il nous reste à en examiner les conditions générales, et à indiquer sommairement les accidents, les inconvénients et les maladies qui en résultent.

La séquestration est le lot de beaucoup d'ouvriers, elle existe surtout dans les travaux des mines, et dans les locaux bas et obscurs où les tailleurs, les cordonniers, les tisserands exercent leur profession ; elle devient alors une des principales causes de la phthisie et de la scrofule. La vie sédentaire a dans ce cas le double inconvénient de prolonger l'influence délétère du milieu, et de priver d'un exercice sans lequel, nous ne saurions trop le répéter, il n'y a pas de santé possible. On doit donc détourner de ces professions les personnes lymphatiques déjà prédisposées à ces maladies. La fatigue est aussi un élément important à considérer : le travail exagéré épuise, vieillit avant le temps, et devient avec une alimentation insuffisante une cause de dépression et de maladie. Les travaux musculaires partiels reposant sur des mouvements identiques et incessamment répétés peuvent entraîner à la longue des déviations plus ou moins graves du système osseux. Ils font aussi naître l'ennui par leur monotone répétition, et en enlevant au travail tout son attrait, ils en exagèrent les inconvénients. Les autres dangers des professions manuelles proviennent aussi du milieu où elles s'exercent. Tels sont les métiers de mécanicien, de boulanger, de forgeron, de marin, et les personnes dont la poitrine est délicate et celles prédisposées aux rhumatismes doivent les éviter. Viennent ensuite les professions qui s'exercent dans des ateliers où l'atmosphère est imprégnée de vapeurs délétères, de poussières dangereuses, de germes méphitiques. C'est surtout pour les ouvriers de cette classe que les règles d'une hygiène bien entendue sont indispensables. Enfin tous les métiers exposent à des accidents, à des blessures sous toutes les formes, qui font chaque jour des victimes aussi bien parmi les professions qui s'exercent à air libre que parmi celles qui ont lieu dans des ateliers fermés. Tous les dangers que nous venons d'énumé-

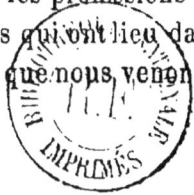

6

rer sont inhérents au travail en lui-même et aux conditions
dans lesquelles il s'accomplit. Il en est d'autres qui dépendent de la misère, de l'intempérance et des excès de toute
sorte qui viennent peser de tout leur poids sur la santé
des classes nécessiteuses. Si à ces conditions physiques
on ajoute l'ignorance, on aura toute la série des causes de
maladies qui sont ou peuvent être le cortége des professions manuelles; mais, si l'ouvrier subit inévitablement
les conditions physiques de sa profession, il peut s'affran-
chir de la seconde en travaillant lui-même à élever le niveau de son sens moral et de son instruction. Nous sommes par conséquent amené à conclure que l'hygiène des
travailleurs se résume dans l'amélioration des conditions
du travail, dans l'augmentation du bien-être des ouvriers,
dans leur instruction et leur moralisation et enfin dans le
développement de l'esprit de prévoyance et d'association.
Il existe déjà un grand nombre d'associations d'ouvriers
qui ont pour but la tempérance, l'économie, l'épargne et
l'emploi le meilleur des ressources de leurs membres. Il
faut les généraliser, car rien ne saurait remplacer cette
influence mutuelle que leurs membres exercent les uns
sur les autres, mais ces sociétés ne réussiront que quand
elles seront fondées par les ouvriers honnêtes et laborieux,
et elles en deviendront le salut.

C'est la longévité qui donne la mesure de l'influence
des professions, et la statistique nous apprend que les
professions manuelles assurent une longévité beaucoup
moins grande que les professions libérales, et que parmi
elles les cultivateurs ont les chances les plus grandes de
vie.

Du travail intellectuel. — Il nous reste à dire quelques

mots du travail intellectuel qui a tout aussi bien ses martyrs que le travail manuel. Si ce dernier s'accompagne souvent de privations, le travail d'esprit a ses agitations ; si le premier expose aux désordres physiques, le second est en butte aux ravages des passions, mais de même que le travail manuel contenu dans de justes limites est salutaire parce qu'il exerce les organes, occupe l'activité, maintient l'appétit, de même le travail d'esprit est nécessaire à l'équilibre de la santé. L'activité cérébrale imprime à toute l'économie une impulsion qui la fait fonctionner avec plus d'entrain, mais elle a aussi ses dangers et ne doit pas s'exagérer. Le travail intellectuel expose aux inconvénients de l'inaction, à ceux de la contention d'esprit et des veilles, à ceux enfin de l'air confiné et de l'isolement volontaire ; c'est le cerveau qui est le point vulnérable des hommes qui vivent sans mesure de la vie de l'intelligence, tout le monde sait que cette activité ne peut se soutenir que quelques heures, et que la variété dans le travail est le secret de son innocuité. Le grand air, les voyages, la sobriété sont les meilleurs correctifs du travail intellectuel.

Du repos. — Tout travail demande une réparation, l'homme a donc besoin de repos, et le sommeil est pour lui une nécessité indispensable. C'est en effet une loi de la nature que toutes les fonctions de la vie de relation sont intermittentes, et leur alternance régulière d'activité et de repos constitue la veille et le sommeil. Le travail, qu'il oit intellectuel ou physique, doit toujours être suivi d'un temps d'arrêt, et nul ne peut supporter au delà d'une certaine limite la privation de sommeil. Il est d'autant plus profond que la fatigue l'a rendu plus nécessaire.

Soumis à l'influence de l'habitude, il reparaît et cesse
ordinairement aux mêmes heures, et le silence et l'obs-
curité le favorisent. La nuit est donc le moment le plus
favorable pour s'y livrer, et les ouvriers que leur profession oblige à travailler pendant ce temps ont besoin pour
conserver leurs forces et leur santé de se soumettre à un
régime fortifiant et réparateur. Pendant le sommeil,
l'homme perd le sentiment de son existence, mais si les
fonctions de relation sont abolies, les fonctions de nutrition s'accomplissent comme pendant la veille; toutefois
elles se continuent lentement et avec plus de régularité.
La calorification est moins énergique, et l'homme doit
être plus couvert que pendant la veille.

La durée du sommeil varie avec l'âge. C'est ainsi que
l'enfant nouveau-né ne fait que dormir et teter ; les jeunes gens ont besoin de plus de sommeil que les adultes,
et huit à neuf heures de repos leur sont nécessaires. Sept
heures suffiraient à un homme adulte et bien portant ; mais
en général le temps qu'on lui consacre doit être proportionné aux fatigues de la journée : les vieillards dorment en général fort peu, et cela dépend à la fois de leur
état d'inaction, de la faible déperdition de leurs forces, et
de l'activité moindre de leur nutrition. En général, le ré-
veil se fait graduellement : les sens se rouvrent peu à peu,
l'intelligence se débarrasse des voiles qui la rendaient
incertaine, le corps reprend peu à peu tous ses mouvements, et le cerveau recouvre la plénitude de ses facultés.

Mais le sommeil, repos naturel, ne suffit pas pour
conserver la santé, et toute journée de travail doit être di-
visée par des temps de repos, car, nous l'avons déjà dit,
tout travail qui dépasse les forces produit la lassitude et

la souffrance pour aboutir plus ou moins vite à l'épuise-ment. Le sommeil au milieu du jour n'est utile qu'à la condition d'avoir lieu dans un endroit abrité, et les travail-leurs de la campagne qui dorment pendant les heures de la plus grande chaleur doivent bien se garder de s'endor-mir en plein soleil sur le gazon ou sur la terre imprégnée d'humidité ; ils s'exposent par cette mauvaise habitude à contracter des congestions cérébrales, des fièvres inter-mittentes ou des rhumatismes.

Les interruptions quotidiennes de travail ne sont pas les seules nécessaires, et le repos du dimanche est tout à fait en harmonie avec les besoins de l'ouvrier et entière-ment conforme aux plus saines prescriptions de l'hygiène. Ce jour de repos devrait être en partie consacré à quel-que exercice actif pris au grand air. On a peine à com-prendre qu'un ouvrier renfermé toute une semaine dans un atelier souvent mal aéré, et contraint à la répétition d'une série invariable de mouvements très-limités, de-venu maître pour un jour de ses actions, aille s'immobili-ser dans un cabaret où il perd sa santé et sa raison.

Conclusion. — Nous venons d'essayer de montrer dans l'exposé de ces notions élémentaires d'hygiène les condi-tions dans lesquelles s'élabore et s'entretient la plénitude de la santé. Elle réside dans la satisfaction légitime de nos besoins physiques et moraux, et les moyens qu'elle emploie pour y arriver, et que lui donne l'application des règles de l'hygiène, reposent sur le principe de ia per-fectibilité morale et physique de l'homme, et en fournis-sent la démonstration.

6.

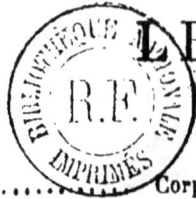

LEXIQUE

Acide........ Corps pouvant se combiner avec un autre qui joue le rôle de base.

Acide carbonique... Composé de carbone et d'oxygène.

Albuminoïde...... Groupe des corps renfermant de l'azote et dont l'albumine est le type.

Alcalin............ Corps ayant les propriétés des alcalis et pouvant se combiner avec les acides.

Anémie........... Diminution des globules du sang.

Assimilation........ Action par laquelle le corps vivant transforme en sa substance les aliments.

Azote............. Corps simple gazeux, non respirable, faisant partie de l'air.

Baromètre......... Instrument propre à mesurer la pression de l'air.

Cachexie.......... État dans lequel le corps est sensiblement altéré.

Calorification....... Dégagement de calorique s'opérant pendant la vie dans les corps organisés.

Calorique........ .. Agent impondérable qui fait naître la sensation de chaleur.

Carbone........ .... Corps indécomposable très-répandu dans la nature.

Centrifuge........ Qui tend à s'éloigner du centre.

Centripète........ Qui tend à se rapprocher du centre.

Charbon.. .... Affection virulente de l'homme et des animaux occasionnée par une altération du sang.

Charbonneuse...... De la nature du charbon.

Chaux hydraulique. Chaux qui durcit sous l'eau.

Chyle............. Liquide provenant de la digestion des aliments dans l'intestin grêle.

Chyme .... Masse alimentaire formée par la digestion dans l'estomac.

Circonvolution ..... Saillie sinueuse située à la face supérieure du cerveau.

Climatologie........	Etude des climats.
Conductibilité.......	Propriété des corps de propager la chaleur dans leur masse et de la communiquer aux corps voisins.
Congestion.........	Afflux du sang dans les organes.
Cosmopolite........	Qui peut vivre tantôt dans un pays, tantôt dans un autre.
Crétinisme.........	Arrêt de développement du corps et de l'intelligence.
Délétère....	Susceptible de nuire à la santé.
Densité............	Rapport du poids d'un corps à son volume.
Dépuration....... .	Travail par lequel l'économie se débarrasse de ce qui la trouble.
Désuétude.........	Cessation momentanée d'une pratique ou d'un usage.
Duodénum.........	Première partie de l'intestin grêle.
Economie.	Ensemble des parties constituantes de l'homme.
Empyreumatique...	Odeur particulière et désagréable provenant de certains liquides alcooliques pendant leur distillation.
Epiderme..........	Partie superficielle de la peau.
Epileptiforme......	Qui ressemble aux accidents de l'épilepsie ou du haut mal.
Epizootie..........	Maladie qui règne sur beaucoup d'animaux à la fois.
Erythème....	Maladie de peau formée par des taches rouges disséminées.
Évolution....	Apparition successive des phases d'une maladie.
Féculent...........	Renfermant de la fécule ou de l'amidon.
Glycose............	Sucre de raisin ou d'amidon.
Goitre........... ..	Tumeur qui se développe au-devant de la gorge.
Hydrocarboné.......	Composé de carbone et d'hydrogène.
Hydrogène.........	Corps gazeux indécomposable formant de l'eau avec l'oxygène.
Hygrométrique.....	Etat hygrométrique : quantité plus ou moins considérable de vapeur d'eau contenue dans l'air.
Impondérable......	Qui ne peut être pesé.
Individualité.......	Ce qui constitue l'individu.

Infiltré.............	Se dit d'un organe pénétré de sérosité ou d'autre liquide.
Interstitiel.	Ce qui est ou ce qui se passe dans les interstices d'un organe.
Longévité..........	Temps que dure la vie.
Lymphatique..	Tempérament lymphatique : dans lequel le système lymphatique est prédominant.
Méphitique........	Toxique ou puant.
Météorologique.....	(Phénomènes) atmosphériques tels que la pluie, le vent, la grêle, etc.
Miasmatique.......	Qui est le résultat des miasmes.
Microphyte........	Végétal très-petit.
Microzoaire........	Être vivant visible seulement au microscope.
Moelle épinière.....	Partie du système nerveux logée dans le canal vertébral.
Molécule..........	Partie d'un corps infiniment petite.
Morbifique........	Qui cause la maladie.
Mucus............	Produit de sécrétion des membranes muqueuses.
Œsophage........	Canal membraneux allant du pharynx à l'orifice supérieur de l'estomac.
Oxydation..	Combinaison d'une matière quelconque avec l'oxygène.
Oxygène.....	Corps simple gazeux, faisant partie de l'air, entretient la combustion et la respiration.
Paludéen..........	Qui appartient au marais.
Pancréas..........	Glande située dans l'abdomen.
Parasite.	Animal se développant sur un autre et aux dépens de sa substance.
Pédagogie.........	Éducation morale des enfants.
Péristaltique.......	Sorte de mouvement résultant de la contraction successive des muscles de l'estomac et de l'intestin.
Pharmacie........	Art de préparer et de composer les médicaments.
Pharynx..........	Cavité faisant suite à la bouche et se continuant avec l'œsophage.
Phase............	Changement successif qui se remarque dans certaines choses.
Phénomène...... .	Tout changement appréciable qui survient dans un être quelconque.

Physiologie......... Etudes des fonctions des différents organes.

Prédisposante...... (Cause) qui est de nature à disposer à l'invasion d'une maladie.

Prostration......... Anéantissement des forces.

Pylore............. Orifice inférieur de l'estomac communiquant avec le duodénum.

Radius............. Os situé à la partie externe de l'avant-bras.

Rachitisme......... Maladie caractérisée par l'arrêt du développement du système osseux.

Rayonnement...... Mode de propagation du calorique suivant des lignes divergentes.

Réaction.......... Action organique tendant à contrebalancer l'influence d'un agent morbifique.

Régime............ Usage raisonné et méthodique des aliments.

Scrofule........... Ecrouelle, humeur froide.

Sédatif............ Qui modère l'action exagérée d'un organe.

Sel................ Corps formé par la combinaison d'un acide et d'une base.

Séquestration...... Isolement.

Sérosité.......... Partie la plus fluide des diverses humeurs animales.

Spécifique......... Caractère exclusivement propre à une espèce.

Stagnante.......... Eau qui ne coule point.

Syncope........... Diminution subite et momentanée des mouvements du cœur, avec interruption de la respiration.

Tartre............. Enduit qui se forme au collet des dents, durcit et finit par envahir leur surface.

Technique......... Propre à un art.

Toxique........... Qui a la propriété d'empoisonner.

Urée.............. Matière azotée contenue dans l'urine.

Vaccination....... Opération qui consiste à mettre le virus vaccin en contact avec les vaisseaux absorbants de la peau.

Vaporisation....... Dégagement de vapeur.

Vertébré.......... Grande division du règne animal comprenant tous les animaux munis de vertèbres.

Virus............. Principe de transmission de plusieurs maladies contagieuses.

Vulcanisé......... Se dit du caoutchouc combiné avec une petite quantité de soufre.

TABLE DES MATIÈRES

Préface..   v
Introduction..   vii
Définition de l'hygiène.......................................   vii
Origine et antiquité de l'hygiène.............................   vii
Division de l'hygiène...   viii
Quelques mots sur l'hygiène publique..........................   viii
Rapport de l'hygiène avec les sciences........................   x
Utilité de l'hygiène..   x
Méthode pour étudier l'hygiène................................   xii

CHAPITRE PREMIER.

DE L'HOMME OU SUJET DE L'HYGIÈNE.

Caractères généraux...   1
Digestion...   2
Absorption..   4
Circulation...   4
Respiration et chaleur animale................................   6
Sécrétion...   8
Fonctions de relation...   9

DES CONDITIONS INDIVIDUELLES.

De l'âge..   11
De la constitution et du tempérament..........................   12
De l'habitude...   14
De l'hérédité...   15
De la santé...   16

CHAPITRE II.

DE L'AIR ET DES HABITATIONS.

De l'air..   17
De la lumière...   18

De la chaleur et du froid..................................... 19
De l'électricité........ 22
De la pesanteur de l'air...................................... 24
De l'humidité de l'air...,.................................... 25
Des vents.. 25
Composition chimique de l'air................................ 26
Des altérations de l'air..................................... 27
Des endémies ou des épidémies............................... 31
Du sol,.. 33
DES CLIMATS.. 34

DES HABITATIONS.

Conditions générales.. 37
De la ventilation et du chauffage........................... 40
De l'éclairage,... 41

CHAPITRE III.

DE L'ALIMENTATION.

Définition des aliments...................................... 43
Division des aliments.. 44
De la préparation des aliments............................... 45
Des différents aliments...................................... 47
DES BOISSONS... 51
De l'eau... 51
Du vin... 52
Des boissons alcooliques distillées.......................... 54
Des boissons aromatiques..................................... 58
DU RÉGIME.. 59
De la ration.. 59
Du régime suivant les âges................................... 60
Des repas.. 62

CHAPITRE IV.

DES SOINS CORPORELS.

Nécessité de la propreté..................................... 65
Des soins généraux de propreté............................... 67
Des bains.. 70

DES VÊTEMENTS.

Propriétés générales... 78

De la forme des vêtements............................... 74
Modifications des vêtements suivant les saisons ou les âges.... 77

DE L'EXERCICE.

Nécessité de l'exercice................................. 78
Des effets de l'exercice...... 80
Des différents exercices... 81

CHAPITRE V

DU TRAVAIL.

Le travail est nécessaire.............................. 86
Du travail chez les enfants............................ 87
Des enfants employés dans l'industrie.................. 88
De l'asile et de l'école primaire...................... 89
Du choix d'une profession............................. 94
Des professions sous le rapport hygiénique. 95
Du travail intellectuel............................... 98
Du repos... 99
Conclusion... 101

FIN DE LA TABLE DES MATIÈRES.

www.ingramcontent.com/pod-product-compliance
Lightning Source LLC
Chambersburg PA
CBHW071202200326
41519CB00018B/5334